内分泌代谢疾病

病例精解

肖新华／主　编

科学技术文献出版社
SCIENTIFIC AND TECHNICAL DOCUMENTATION PRESS
·北京·

图书在版编目（CIP）数据

内分泌代谢疾病病例精解 / 肖新华主编. —北京：科学技术文献出版社，2020.6（2022.3重印）

ISBN 978-7-5189-6678-3

Ⅰ.①内… Ⅱ.①肖… Ⅲ.①内分泌病—病案②代谢病—病案 Ⅳ.① R58

中国版本图书馆 CIP 数据核字（2020）第 071328 号

内分泌代谢疾病病例精解

策划编辑：蔡 霞　责任编辑：蔡 霞　责任校对：张永霞　责任出版：张志平

出 版 者	科学技术文献出版社
地 址	北京市复兴路15号　邮编　100038
编 务 部	（010）58882938，58882087（传真）
发 行 部	（010）58882868，58882870（传真）
邮 购 部	（010）58882873
官方网址	www.stdp.com.cn
发 行 者	科学技术文献出版社发行　全国各地新华书店经销
印 刷 者	北京虎彩文化传播有限公司
版 次	2020 年 6 月第 1 版　2022 年 3 月第 7 次印刷
开 本	787×1092　1/16
字 数	109 千
印 张	8
书 号	ISBN 978-7-5189-6678-3
定 价	88.00 元

郭　琳　深圳大学附属医院

郭立新　北京医院

洪天配　北京大学第三医院

金　昕　上海中医药大学附属曙光医院

李　焱　中山大学孙逸仙纪念医院

李明霞　四川大学华西医院西藏成办分院

刘晨光　山东中医药大学第二附属医院

刘晓萌　山东省临沂市人民医院

柳　雪　济南市第五人民医院

马江磊　莱州市市立医院

申　晶　解放军总医院第八医学中心

陶　枫　上海中医药大学附属曙光医院

王　严　哈尔滨医科大学附属第四医院

王　意　解放军总医院第三医学中心

肖新华　中国医学科学院北京协和医院

徐　春　解放军总医院第三医学中心

徐焱成　武汉大学中南医院

杨金奎　首都医科大学附属北京同仁医院

于海燕　北京朝阳区将台社区卫生服务中心

虞睿琪　中国医学科学院北京协和医院

袁　群　北京市第一中西医结合医院

张　琳　首都医科大学附属北京同仁医院

张成慧　四川大学华西医院西藏成办分院

张光珍　聊城市人民医院

张树杰　邯郸市中心医院

章慧玲　聊城市人民医院

赵　帅　山东中医药大学第二附属医院

赵慧娟　深圳大学附属医院

赵淑淼　济南市第五人民医院

郑宪玲　邯郸市中心医院

主编简介

肖新华，医学博士，中国医学科学院北京协和医院内分泌科主任医师，教授，博士研究生及博士后导师。现兼任中国研究型医院学会糖尿病学专业委员会主任委员，中华医学会糖尿病学分会常务委员兼副秘书长、糖尿病营养学组组长，中国老年保健协会糖尿病专业委员会主任委员，中国代谢病防治创新联盟副理事长，中国中西医结合学会内分泌专业委员会副主任委员，中央保健会诊专家。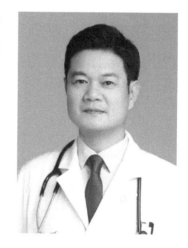

参与多部学术专著的编写，《糖尿病现代治疗学》副主编，以第一或通讯作者发表论文及综述 300 余篇，其中发表在 *PNAS*、*Diabetes Care*、*Metabolism* 等 SCI 文章 80 余篇，主持申请多项国家级科研课题。现兼任 *Diabetes Research and Clinical Practice* 中文版副主编，*Diabetes Metabolism Research and reviewer*、*Chinese Medical Journal* 英文版编委，《中华糖尿病杂志》《内科急危重症杂志》《国际糖尿病》等杂志编委。同时任国家科技奖评审专家，国家自然基金评审专家，北京市科学技术奖励评审专家。

主要研究方向是糖尿病的发病机制及早期防治，特殊糖代谢异常的分子遗传学研究。

前 言

内分泌代谢疾病常累及全身多个器官和系统，临床表现复杂多样，病因错综复杂。即使糖尿病这种常见病也存在合并电解质紊乱、严重并发症等处理棘手的情况，而对于肾上腺疾病等其他少见病，正确的诊断和治疗更是难上加难，甚至导致误诊、误治。

随着医学研究水平的提高、医疗技术的进步，内分泌代谢疾病的诊治也有新进展。为帮助临床医生提高疾病的诊断能力，规范常见疾病的诊疗技术，以及了解少见疾病的主要特征，我们组织编写了这本《内分泌代谢疾病病例精解》。本书收集了全国 15 家医院的 20 例真实的临床病例，包括糖尿病、库欣综合征等典型病例，也包括遗传性胰岛素抵抗综合征、自身免疫性多内分泌腺病综合征、糖原累积症等疑难少见病例。一个个病例好比一次次系统生动的教学查房，我期望每一位读者都是"查房"中的积极参与者，能够积极地汲取临床诊断营养，在思维的风暴中不断提升对疾病的认识水平，力求疾病的诊断更接近于客观实际，治疗的效果更臻于理想。

本书中，我们详细展示了每个病例的临床资料，通过对病例特点进行总结，进一步结合文献回顾对病例进行抽丝剥茧的分析，并由权威专家给予点评和指导意见，旨在帮助临床医生能够切实学习和掌握内分泌代谢疾病的诊治思路，培养临床思维能力，提高疾病诊治水平。

在本书的编写过程中，作者、点评专家、工作人员均付出了大量的心血，在此一并表示感谢！由于作者水平有限，本书内容难免有不妥之处，欢迎广大同道们予以批评和指正！

肖新华

目　录

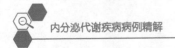

病例 1
青少年 2 型糖尿病

病历摘要

【基本信息】

患者，男，14 岁。主诉：发现血糖升高 4 年，口干 1 个月。

现病史：患者 4 年前发现尿液发黏，在当地某医院行葡萄糖耐量试验提示糖调节受损（具体数值不详），嘱其控制饮食，适当运动，未予药物治疗，未系统监测血糖。3 年前测空腹血糖在 9 mmol/L，餐后 2 h 血糖在 14 mmol/L，遂到北京某医院就诊，诊断为"2 型糖尿病、肥胖症、阻塞型呼吸睡眠暂停综合征"，给予"胰岛素（具体不详）"治疗，强化治疗后遵医嘱停药，继续饮食控制，血糖平稳。1 年前监测血糖控制不佳，来我院就诊，给予"二甲双胍 0.5 g/ 片，2 次 / 日，1 片 / 次；赖脯胰岛素早 9 U，门冬胰岛素 30 晚 20 U"治疗，空腹血糖控制在 8 mmol/L。患者饮食控制不佳，1 个月前监测血糖升高，再次来院就诊。

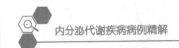
既往史：2岁时因"走路不稳"在某医院诊断为"脑瘫"。8岁时行"包皮环切术"。

个人史：30周因"胎膜早破"自然分娩，出生时体重4.1 kg，诊断为"新生儿缺血缺氧性脑病"，曾给予吸氧等治疗2周后好转出院。母乳喂养，生长发育史同同龄儿童，现上初中，学习成绩一般，智力发育同同龄同性别儿童，体力发育落后，无听力障碍。

家族史：父亲健康，母亲妊娠后期患"糖尿病"，曾应用"中草药"治疗，目前应用"二甲双胍0.5 g/片，2次/日，1片/次；门冬胰岛素30早18 U、晚18 U"治疗，血糖控制不佳。否认感冒及射线接触史。

【体格检查】

体温（T）36.0 ℃，脉搏（P）76次/分，呼吸（R）19次/分，血压（BP）115/75 mmHg，身高170.5 cm，体重70.6 kg，体重指数（body mass index，BMI）24.3 kg/m²。神志清，智力正常，颈后可见少许黑棘皮征，浅表淋巴结未触及肿大。双肺呼吸音清，未闻及湿性啰音，心率76次/分，律齐，无杂音。腹部（-），四肢肌力、肌张力正常，双下肢无水肿，神经系统查体（-）。

【辅助检查】

血常规、尿常规、尿微量白蛋白肌酐比值（urinary albuminto-ereatinine ratio，ACR）正常。

血生化：葡萄糖8.35 mmol/L，超敏C反应蛋白（hypersensitive C-reactive protein，hs-CRP）0.4 mg/L，肝功能、肾功能、血脂、电解质正常。

甲状腺功能：促甲状腺激素（thyroid-stimulating hormone，TSH）8.46 μIU/mL，游离三碘甲状腺原氨酸（free triiodothyronine，FT₃）5.48 pmol/L，游离甲状腺素（free thyroxine，FT₄）8.6 pmol/L，甲状腺球蛋白抗体（thyroglobulin antibody，TGAb）0.2 IU/mL，甲状腺过氧化物酶抗体（thyroid peroxidase antibody，TPO-Ab）1.8 IU/mL。

糖化血清白蛋白（glycosylated serum protein，GSP）26%，糖化血红蛋白（glycosylated hemoglobin，HbA1c）9.3%。糖尿病自身抗体：谷氨酸脱羧酶（glutamate decarboxylase，GAD）、胰岛素自身抗体（insulin autoantibody，

笔记

IAA）、胰岛细胞自身抗体（islet cell autoantibody，ICA）均阴性。

青年发病的成年型糖尿病（maturity onset diabetes of the young，MODY）相关基因检测未做。

胸部 X 线片未见明显异常。肝胆胰脾肾彩超未见明显异常。葡萄糖耐量试验结果见表 1-1。

表 1-1　葡萄糖耐量试验

时间（min）	血糖（mmol/L）	C 肽（ng/mL）	胰岛素（UI/mL）
0	7.99	3.11	15.27
30	11.49	4.70	32.16
60	17.72	5.12	30.04
120	21.91	7.19	46.26
180	19.39	8.16	51.93

【诊断】

①糖尿病待分型；②阻塞型睡眠呼吸暂停综合征；③亚临床甲状腺功能减退症。

【诊疗经过】

患者入院后经胰岛素、二甲双胍、阿卡波糖、瑞格列奈等药物治疗后血糖均未达标，尝试应用沙格列汀 5 mg（1 次 / 日）联合二甲双胍缓释片 1.0 g（1 次 / 日）治疗，监测空腹血糖 6 ~ 7 mmol/L，餐后 2 h 血糖 8 mmol/L。经肖新华教授指导后，更改方案为"二甲双胍 0.5 g/ 片，2 次 / 日，1 片 / 次；门冬胰岛素 30，早 18 U，晚 18 U"，结合生活习惯、饮食、运动治疗，血糖控制满意。

病例分析

1. 患儿青少年起病需分析是否存在特殊类型糖尿病

查相关资料显示：以单基因糖尿病为主的特殊类型糖尿病日益引起人们的

关注。其中，青年发病的成年型糖尿病（MODY）和新生儿糖尿病（NDM）是最常见的单基因糖尿病。MODY 中最常见的为 MODY 2 型、MODY 3 型和 MODY 1 型。

MODY 2 型：由 GCK 基因突变导致的 MODY 2 型是儿童和青少年单基因糖尿病中最常见的临床亚型。胰岛素分泌的功能基本正常。若糖尿病患儿表现为轻度、无症状的空腹高血糖，同时缺乏肥胖或其他胰岛素抵抗的证据，应高度怀疑 MODY 2 型的可能。胰岛素或口服降糖药物并不能有效降低 MODY 2 型患儿血糖或糖化血红蛋白，仅当给予超生理剂量的胰岛素时才能使其血糖下降。未接受治疗的患儿病情亦未显著进展，很少会出现微血管 / 大血管并发症。因此，MODY 2 型患儿可通过单纯饮食、运动来控制血糖。需要指出的是，GCK 基因突变患者同样可合并 2 型糖尿病（T2DM）。

MODY 3 型：HNF1α 基因突变导致的 MODY 3 型是有症状的、家族性糖尿病中最常见的临床亚型。MODY 3 型患儿常在青少年时期就表现出糖耐量异常。在疾病早期，患儿空腹血糖可正常，但餐后或 OGTT 2 h 血糖升幅可达 5 mmol/L。后期会逐渐出现空腹血糖升高和糖尿病的"三多一少"症状，但很少出现酮症。在发展为糖尿病之前，即可由于肾糖重吸收减少而出现尿糖阳性。MODY 3 型患者对小剂量磺脲类药物较为敏感。特别是在儿童和青少年患者中，磺脲类药物可实现比胰岛素治疗更平稳的血糖控制。

MODY 1 型：HNF4α 杂合突变导致的 MODY 1 型患者起病年龄、临床型均与 MODY 3 型患者相似，同样对小剂量磺脲类药物治疗敏感。除血糖升高外，MODY 1 型患者常伴有脂代谢紊乱，三酰甘油水平明显低于普通 T2DM 患者。与 MODY 3 型不同的是，约 50% 的 MODY 1 型患者出生时为巨大儿，15%会出现新生儿高胰岛素性低血糖症。

其他青少年起病的特殊类型糖尿病如 Wolfram 综合征（WFS）、肾囊肿 - 糖尿病综合征（HNF1β-MODY 5 型）、线粒体糖尿病等。目前我国糖尿病患者发病率较高，2 型糖尿病患者越来越年轻化。

本患儿无糖尿病家族史、胰岛功能尚可，且呈胰岛素分泌延迟特点、糖尿病相关自身抗体阴性，尿糖、血脂、超敏 C 反应蛋白正常，且应用口服降糖药物治疗有效，故诊断为 2 型糖尿病。

2. 青少年 2 型糖尿病患者降糖方案的选择

患儿饮食、运动控制不佳，对每日多针胰岛素注射依从性差，故降糖方案选择上需考虑以下方面：降糖效果明显、应用依从性好、不良反应小等。目前除胰岛素有明确证据可以应用于青少年患者外，其他口服降糖药物中，二甲双胍适应证为 10 ~ 16 岁 2 型糖尿病患者，最高剂量为 2000 mg/ 日，不推荐 10 岁以下儿童使用。其中二甲双胍缓释片禁止用于 17 岁以下患儿。磺脲类药物中除格列美脲有少量临床研究资料外，其他口服降糖药物均缺乏儿童用药安全性和有效性的研究资料。本患儿出院时应用沙格列汀及二甲双胍缓释片，均属超说明书用药。经专家指正，加强患儿糖尿病教育，改用二甲双胍联合预混胰岛素治疗，血糖依然控制满意。

肖新华病例点评

该患儿 10 岁起病，无糖尿病家族史、糖耐量试验提示胰岛素分泌延迟特点、糖尿病相关自身抗体阴性，综上分析符合 2 型糖尿病诊断。目前糖尿病患者中 2 型糖尿病占多数，儿童患者中主要以 1 型糖尿病为主，但目前 2 型糖尿病患者年龄逐渐趋于年轻化。基层医生在临床诊疗中，对青少年糖尿病患者需结合患者家族史、临床症状、实验室检测等综合分析，避免误诊、漏诊。另外，对于青少年患者药物选择上需严格按照药物说明书指导用药，避免出现不良事件。

参考文献

王彤，肖新华 . 儿童和青少年单基因糖尿病的临床诊治 . 中华糖尿病杂志，2016，6（8）：324-328.

（马江磊）

病例 2
糖尿病、高血压伴骨折 – 库欣综合征

病历摘要

【基本信息】

患者，女，33 岁。主诉：发现血糖升高一年，下肢水肿 4 个月。

现病史：患者于一年前，当时妊娠 3 个月时，产检测得空腹血糖 6.9 mmol/L，同时检查血压升高，血压最高为 180/140 mmHg，后在家应用门冬胰岛素 30，早 10 U，晚 10 U，餐前即刻皮下注射，自测空腹血糖 8 ~ 10 mmol/L，口服硝苯地平控释片降压治疗，血压未系统监测。4 个月前出现下肢水肿，自行口服利尿剂无好转，现为求进一步诊治收入院。病程中伴乏力、伴多饮多尿、无视物模糊、无头疼头晕、无心悸胸闷、无腹痛腹胀、无腰疼。目前精神尚可，饮食可，大便正常，行动不便。

既往史：患者 4 个月前因在家擦地不小心摔倒后，行胸椎骨折手术。否认

激素类药物用药史，否认输血史，否认家族相关遗传病史，否认肝炎、结核等传染病病史，否认烟酒史，否认药物、食物过敏史。

【体格检查】

体温 36.5 ℃，脉搏 94 次 / 分，呼吸 18 次 / 分，血压 178/130 mmHg，身高 154 cm，体重 59 kg，BMI 24.9 kg/m²。神志清，精神尚可，扶入病房，查体合作。全身浅表淋巴结未触及肿大。头颅无畸形，可见双眼球结膜水肿，巩膜无黄染，双侧瞳孔等大等圆，直径约 3 mm，对光反射灵敏。甲状腺无肿大，质地中等，无压痛。双肺听诊呼吸音粗，未闻及明显干、湿性啰音，语音传导无异常。心前区无隆起，叩诊心界正常，心率 94 次 / 分，律齐，各瓣膜听诊区未闻及明显杂音。腹部平坦，无压痛及反跳痛，无肌紧张，无触及包块，肝脾肋下未触及。肾区无压痛叩击痛。双侧大腿内侧近膝关节可见紫色条纹，双下肢中度水肿。四肢肌力 V 级，病理征未引出。

【辅助检查】

血常规：正常；尿常规：正常；便常规：正常。心电图：未见异常；肺部 CT：胸椎术后改变，双肺纤维条索改变。生化检查：总胆固醇 8.2 mmol/L；血钾 3.32 mmol/L；血糖 10.2 mmol/L；糖化血红蛋白 10.2%；双肾彩超：未见异常。

骨密度（桡骨＋尺骨，双能 X 线）：T 值 –2.9。甲状腺系列：FT_3 3.10 pmol/L，FT_4 16.80 pmol/L，TSH 1.24 μIU/mL（正常范围），PTH 21.28 pg/mL（15 ~ 65 pg/mL）。肿瘤系列：未见异常。性激素测定：未见异常。尿儿茶酚胺测定：未见异常。肾素血管紧张素醛固酮卧立位实验：未见异常。24 h 尿离子测定：未见异常。

血皮质醇测定：28.18 μg/dL（早 4.82 ~ 19.5 μg/dL），28.01 μg/dL（晚 2.47 ~ 11.9 μg/dL）；促肾上腺皮质激素（adrenocorticotropic hormone，ACTH）< 1 pg/mL（7.2 ~ 63.3 pg/mL）。24 h 尿皮质醇测定：皮质醇为 512 μg/24 h（130 ~ 304 μg/24 h）。小剂量地塞米松抑制试验：不被抑制对照值 50% 以下。大剂量地塞米松抑制试验：不被抑制对照值 50% 以下。垂体 MRI：未见异常。

肾上腺增强 CT 检查（图 2–1）：右侧肾上腺可见类圆形肿块影，增强后不均匀强化，径线 3.5 cm × 2.8 cm，边界尚清；左侧肾上腺形态，大小未见异常。

7

右侧肾上腺占位性病变，考虑腺瘤可能性大，请随诊观察，已除外恶性病变。

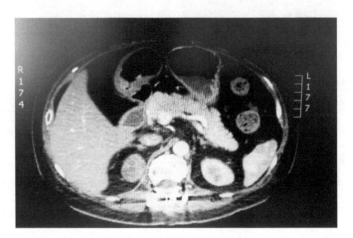

图 2-1　肾上腺增强 CT 检查

【诊断】

①库欣综合征（肾上腺腺瘤可能性大）；②继发性糖尿病；③高血压；④血脂异常；⑤低钾血症。

【诊疗经过】

患者指标不稳定，先给予内科综合治疗。降糖：胰岛素 2 针换用胰岛素 4 针强化治疗，加用二甲双胍。赖脯胰岛素 6 U ac 5'ih，精蛋白重组人胰岛素 N 10 U，每晚皮下注射，二甲双胍 0.5 g / 片，3 次 / 日，1 片 / 次，口服；监测血糖情况。调脂：阿托伐他汀钙片 20 mg，睡前口服，复查血脂。补钾：氯化钾缓释片 1 g，3 次 / 日，口服，监测血钾。补钙：患者无泌尿系结石，给予碳酸钙 D₃ 1 片，2 次 / 日，口服；骨化三醇胶丸 0.25 μg，2 次 / 日，口服，监测尿钙水平。降压：停用有水肿不良反应的硝苯地平缓释片，换用替米沙坦 40 mg，1 次 / 日，口服；苯磺酸氨氯地平片 5 mg，1 次 / 日，口服。

10 天后复查异常指标，血钾：4.2 mmol/L，总胆固醇：6.2 mmol/L，血压 140/90 mmHg。全天血糖监测 7 次分别为：6.2 mmol/L、8.2 mmol/L、6.3 mmol/L、7.3 mmol/L、5.9 mmol/L、8.1 mmol/L、7.0 mmol/L。指标稳定后即刻转入我院泌尿外科行腹腔镜下肾上腺皮质腺瘤手术。术后病理诊断：肿物体积 3.5 cm × 3.5 cm × 2.5 cm。病理诊断（右侧肾上腺）：皮质腺瘤。激素替代治疗：

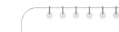

术后给予醋酸泼尼松片 5 mg，2 次 / 日，口服，定期随访皮质醇水平。

【随访】

术前皮质醇 28.18 μg/dL，术后 2 周复查皮质醇 9.10 μg/dL，术后 1 个月后复查皮质醇 8.15 μg/dL。术后 1 个月停止所有降压药，血压稳定在 130/80 ～ 140/90 mmHg，术后 1 个月停止全部胰岛素，保留二甲双胍，空腹血糖复查为 5.6 mmol/L。

病例分析

库欣综合征（Cushing syndrome，CS）是由科学家 Harvey Cushing 于 1912 年首先报道的，是由多种病因引起肾上腺皮质长期分泌过量皮质醇所产生的一组症候群，典型表现为满月脸、水牛背、向心性肥胖、痤疮等。但是本例患者没有明显的满月脸，水牛背，向心性肥胖；而是青年女性，以糖尿病、水肿为主因，伴有继发性的骨质疏松，同时合并高血压、低血钾，具有一定迷惑性，这为诊断带来了一定的难度。

接诊患者后，曾有过相关思考，这位年轻患者病理性的骨折要考虑哪些情况？下肢水肿是何种原因造成的？低血钾又要考虑哪些成因？①从病理性骨折思考，需要考虑 4 种情况：骨质疏松症、甲状旁腺功能亢进症、肿瘤的骨转移及先天性的成骨不全。先天性成骨不全通过病史即可得知，也是我们最先排除的。②通过测定 PTH、双能 X 线及肿瘤等相关指标来逐一排除鉴别。而针对下肢水肿，也有很多原因，如有肾源性水肿、肝源性水肿、心源性水肿、营养不良性水肿、静脉回流不全导致的水肿，需要通过询问病史、体格检查、相关的生化指标、静脉彩超等进行判断。内分泌系统，如甲状腺功能亢进症（简称甲亢）、甲状腺功能减退症（简称甲减）、库欣综合征所导致的水肿，也需要进一步完善甲状腺功能测定，皮质醇节律测定去鉴别。③低血钾的成因非常多，从摄入钾不足，到排除钾过多，及有转移性和稀释性低血钾和中毒性所导致等原因。先排除影响血钾的药物，患者曾自行口服利尿剂治疗水肿，所以让患者先停用利尿剂。因患者合并高血压，需要排除原发性醛固酮增多症、嗜铬细胞

笔记

瘤、库欣综合征等疾病，同时完善 24 h 尿离子测定、尿儿茶酚胺、肾素血管紧张素醛固酮卧立位试验、皮质醇节律测定等相关检查鉴别。因为内分泌疾病是一个需要定性和定位的诊断，还需要通过大小地塞米松抑制试验、影像学垂体 MRI 和双侧肾上腺的增强 CT 去判断，从而为疾病的定位提供一个明确的依据。

相关文献报道，库欣综合征的骨折好发部位为肋骨和胸腰椎，与这个患者的实际情况非常吻合，研究也提示了，年轻的库欣综合征患者，骨量丢失要比年老者更为显著。既往的基础研究表明，*PRKACA* 基因上 L205R 热点突变，是与肾上腺皮质腺瘤的发生密切相关，这也为肾上腺库欣综合征未来诊疗技术的发展提供了基础。

成志锋病例点评

典型的库欣综合征包括满月脸、水牛背、向心性肥胖，但是还有一些不典型的表现需要重视，如心肌肥大、肌肉软弱、皮肤溃疡、高血压、低钾血症、骨质疏松症等。这个患者就是以继发性骨质疏松、水肿、低血钾为主要表现，虽然没有典型的表现，但是临床的查体过程中有球结膜水肿、双侧大腿内侧近膝关节可见紫色条纹、双下肢中度水肿等一系列蛛丝马迹需要在诊断过程中去挖掘。这个患者是 33 岁的年轻女性，还没有闭经，其骨质疏松症要考虑为继发性，诊断中需要发散思维，不要固定一种模式，应考虑一些相关疾病可能性，如是否是结缔组织病的可能性？是否有血液系统疾病？是否是激素类药物所导致的疾病？是否是慢性肾脏疾病？还是神经肌肉系统疾病？或者是妊娠哺乳相关疾病（PLO）？

如果涉及内分泌系统，要考虑到糖尿病、库欣综合征、泌乳素瘤等可能性，这就需要通过一系列相关病史、问诊、查体、辅助检查来一一排除，然后再把所有纷繁复杂的线索梳理整合，如水肿、低血钾、骨质疏松症、糖尿病、高血压，看上去并无关联，但是要找到其中的联系，从而尽量用一元论进行合理的解释。

这个病例的特殊之处还在于患者发病是在妊娠期间出现的，妊娠本身可以造成体重增加，而妊娠过程中血压升高不免会想到妊娠高血压疾病，血糖升高往往会先入为主想到妊娠糖尿病，但是还应该想到妊娠合并库欣综合征的可能性。这个病例还提示我们要多学科合作，内分泌科医生和泌尿外科医生要互相协作，强强联手，才能取得双赢。

参考文献

1. PLCKINGER U，CHRUSCIEL M，DOROSZKO M，et al.Functional implications of LH/hCG receptors in pregnancy-inducd Cushing syndrome. Endocr Soc，2017，1（1）：57-71.

2. LEKAREV O，NEW M I.Adrenal disease in pregnancy. Best Pract Res Clin Endocrinol Metab，2011，25（6）：959-973.

3. LACROIX A，FEELDERS R A，STRATAKIS C A，et al.Cushing's syndrome. The Lancet，2015，386（9996）：913-927.

4. LORIAUX D L.Diagnosis and differential diagnosis of cushing's syndrome. N Engl Med，2017，376（15）：1451-1459.

5. NIEMAN L K，BILLER B M，FINDLING W，et al.The diagnosis of cushing's syndrome：an endocrine society clinical practice guideline. Clin Endocrinol Metab，2008，93（5）：1526-1540.

6. 李云凤，裴育，金楠，等 . 库欣综合征 155 例骨代谢指标的特征性分析 . 中国临床医生杂志，2017，45（9）：82-84.

（王　严）

笔记

病例 3
糖尿病合并低钠低氯血症

病历摘要

【基本信息】

患者，女，65岁。主诉：多饮、多尿10年，嗜睡伴恶心半个月。

现病史：患者10年前在外院诊断为"2型糖尿病"，先后口服多种降糖药物治疗。2年前改为30/70混合重组人胰岛素治疗，剂量自行调整。近1个月患者30/70混合重组人胰岛素剂量调整为早28 U、晚26 U，联合二甲双胍口服，自测血糖波动仍大。半月前患者情绪激动后出现嗜睡，进食差，伴恶心、呕吐，在外院查"血糖21.6 mmol/L，血钠115 mmol/L，血氯84 mmol/L"，以"2型糖尿病、低钠低氯血症"收入外院。住院后给予门冬胰岛素30及阿卡波糖、10%氯化钠静脉滴注、醋酸泼尼松早晨10 mg，下午10 mg治疗，治疗8天后好转出院。出院后第3天患者再次出现上述症状，查"随机血糖26.2 mmol/L，血钠116 mmol/L，血氯82 mmol/L"，为进一步系统诊治，收入我科。

既往史：患者 8 年前因"双侧肾上腺腺瘤"行手术，术后因"肾上腺皮质功能减退"一直应用"醋酸泼尼松，早晨 7.5 mg，下午 2.5 mg"治疗。"骨质疏松症"1 年，平素服用"骨化三醇、碳酸钙"治疗。"冠心病"1 年，未治疗。

个人史、月经史、婚育史、家族史：无。

【体格检查】

体温 36.2 ℃，脉搏 95 次 / 分，呼吸 20 次 / 分，血压 95/50 mmHg，身高 155 cm，体重 45 kg，BMI 18.7 kg/m^2。嗜睡，满月脸，多血质面容。四肢皮肤菲薄，血管清晰外露。胸骨及多处肋骨压痛。双肺呼吸音清，未闻及干、湿性啰音。心率 95 次 / 分，律齐。双下肢无水肿。双侧足背动脉搏动减弱。双下肢皮肤痛温觉、轻触觉减退。

【辅助检查】

空腹血糖 10.6 mmol/L ↑；餐后 2 h 血糖 20.2 mmol/L ↑；糖化血红蛋白 11.7% ↑；空腹 C 肽 1.1 ng/mL（0.3 ～ 3.37 ng/mL）。生化：血钾 4.0 mmol/L，血钠 115 mmol/L ↓，氯 84 mmol/L ↓，余正常。尿常规：尿糖（++），尿蛋白（+），尿酮体（-），尿比重正常。血 ACTH（8：00）：130.6 pg/mL ↑（0 ～ 40 pg/mL），COR（8：00）：36.5 ng/mL ↓（52 ～ 350 ng/mL）。血常规、便常规、肝功能、肾功能、血脂正常。

垂体磁共振：未见明显异常。心电图：窦性心律，肢导低电压，ST–T 改变。胸片未见异常。腹部超声示左肾囊肿。双肾及肾动脉超声未见明显异常。心脏超声示节段性室壁运动不良。超声骨密度检测：符合重度骨质疏松表现。双下肢血管超声：双下肢动脉粥样硬化并多处斑块形成。腹部 CT（平扫）：双侧肾上腺缺如，左肾囊肿，余未见明显异常。肌电图检查：符合糖尿病周围神经病变表现。眼科眼底检查：符合糖尿病视网膜病变（Ⅱ期）表现。颅脑 MRI 示脑内多发缺血灶、梗死灶。

【诊断】

①2 型糖尿病、2 型糖尿病性肾病、2 型糖尿病性周围血管病变、2 型糖尿病性周围神经病变；②双肾上腺腺瘤切除术后肾上腺皮质功能减退症、低钠低

氯血症；③骨质疏松症（重度）；④冠心病；⑤脑梗死；⑥左肾囊肿。

【诊疗经过】

（1）降糖治疗（表3-1，表3-2）

患者血糖控制不理想，给予地特胰岛素、门冬胰岛素四针强化降糖联合阿卡波糖100 mg（3次/日）餐中。

（2）纠正电解质紊乱

氢化可的松，早晨20 mg，下午10 mg；0.9%氯化钠100 mL+浓氯化钠30 mL，静脉滴注，1次/日。

（3）其他对症治疗

骨化三醇0.25 μg（1次/日），碳酸钙500 mg（1次/日）。

表3-1 调整后血糖监测

时间	种类	胰岛素（IU）					血糖（mmol/L）			
		早餐前	午餐前	晚餐前	睡前	总量	空腹	早餐后2 h	午餐后2 h	晚餐后2 h
6月20日	门冬胰岛素+地特胰岛素	5	7	7	18	37	10.6	未测	未测	20.6
6月21日		5	7	7	18	37	9.8	14.2	16.1	16.7
6月22日		5	7	7	18	37	8.6	11.7	12.9	13.6
6月23日		5	7	7	18	37	6.4	8.8	11.0	10.5
6月24日		5	7	7	16	35	5.3	7.9	10.8	8.0
6月25日		5	7	7	16	35	4.2	5.9	8.3	6.5
6月26日		4	5	5	12	26	4.9	6.6	7.6	5.8
6月27日		4	5	4	12	25	4.2	6.3	6.9	6.2

表 3-2　调整后血生化检查

日期	血钠 （mmol/L）	血氯 （mmol/L）
6 月 20 日	119	84
6 月 23 日	121	90
6 月 27 日（停浓钠）	132	94
6 月 30 日	138	101

（4）出院后治疗方案

①降糖：地特胰岛素（10 U）+门冬胰岛素（早 4 U，午 4 U，晚 4 U）双上臂交替；阿卡波糖 100 mg（3 次/日）餐中。②补充糖皮质激素：氢化可的松 20 mg（1 次/日）。③其他对症治疗：骨化三醇 0.25 μg（1 次/日），碳酸钙 500 mg（1 次/日）。

【随访】

7 月 15 日检测结果：血钠 137 mmol/L，血氯 102 mmol/L，空腹血糖 7.2 mmol/L。

病例分析

1. 鉴别诊断糖尿病患者合并意识障碍的主要疾病

低血糖症：血糖多数情况下低于 3.9 mmol/L，但也可不低。主要为交感神经兴奋的症状和体征，临床可表现为出汗、心悸、饥饿、焦虑、紧张、面色苍白、肢体震颤和血压轻度升高。血糖下降速度越快，则交感神经兴奋的症状越明显。

糖尿病酮症酸中毒：糖尿病患者在各种诱因的作用下，胰岛素明显不足，升糖激素不适当升高，造成的高血糖、高血酮、尿酮、脱水、电解质代谢紊乱、代谢性酸中毒等病理改变的综合征。

糖尿病高渗性昏迷：由于应激情况性体内胰岛素相对不足，而胰岛素反调节激素增加及肝糖释放导致严重高血糖，因高血糖引起血浆高渗性脱水和进行性意识障碍的临床综合征。见于中老年患者，有或未知有糖尿病史者。通常血

15

糖＞ 33.6 mmol/L，血浆渗透压＞ 330 mmol/L。

糖尿病合并脑血管意外：包括脑动脉粥样硬化、血栓形成、狭窄、闭塞、脑动脉炎、脑动脉损伤、脑动脉瘤、颅内血管畸形、脑动静脉瘘等，其共同特点是引起脑组织的缺血或出血性意外，所致的神经功能障碍多呈持续性、进行性加重。

2. 低钠血症的病因

低渗性（稀释性）低钠血症：系各种原因导致肾脏吸收水钠离子增加，而且水的重吸收超过钠离子的吸收量所致。此时体内水与钠离子的含量均有所增加，但其增加的比例明显不同，水分增加的程度远远超过钠离子。但无论何种状态下所导致的低钠血症，其特点就是水与电解质不成比例的变化，而这种变化又与细胞外液容量的高低无关，即低渗状态下的低钠血症既可以出现在细胞外液容量增多，也可以出现在细胞外液正常或降低三个不同条件。①高容量低渗性低钠血症：基本的病理生理变化是肾脏吸收过量的水、钠离子，而且吸收水超过钠离子的重吸收量。这类患者常见的临床症状是水肿和低钠血症。多见于慢性充血性心力衰竭、肝功能、心力衰竭和肾功能衰竭的患者。②低容量低渗性低钠血症：主要是机体不成比例地丧失水与钠离子，而且钠离子的丧失超过水的丢失所致。事实上，临床丢失含高钠离子体液的现象非常罕见。胃肠道丢失的消化液和尿液中的钠离子浓度总是低于血浆中的钠离子水平，即在上述情况下，失水往往多于失钠，且两者不成比例。即使两者相等，如呕吐腹泻、过量应用利尿剂、肾上腺皮质功能衰竭等容量不足的患者，理论上的后果应该表现为高钠血症，但实际临床上所出现的是低钠血症，产生这种现象的主要原因大多是这类患者在丢失含钠离子体液的同时，仍保持大量饮水，或补液量大大超过补充电解质的量。其实，当消化液丢失或多尿所致水与盐的排出量过多时，机体会通过自身调节系统调节肾脏血流动力学，表现为肾血流量减少，近曲小管重吸收钠离子增加，这样就限制了远端肾单位对尿液的稀释；同时还促进神经垂体释放血管加压素（arginine vasopressin，AVP），两者均可促使肾脏重吸收水分增加。如果此时不注意控制患者饮水量，其结果必然会发生低钠血症。因此，这类患者出现低钠血症的基本条件是过量饮水和（或）同时采取其他措施增加细胞外液容量。③等容量低渗性低钠血症：属于另一类 ECF 增加的低钠血症，其特点为出现电解质紊乱时，患者的血容量 /ECF 基本不增加或增加有限，临床症状也不突出，极易被忽视。其实，此时患者体内的体液容量是增多的，但增多的水分大多位于细胞内（占 2/3），仅 1/3 蓄积在细胞外液中，所以临床症状不明显，造成这类低钠血症最常见病因为各种原因导致的抗利尿激素不恰当分泌综合征（syndrome of inappropriate secretion antidiuretic hormone，SIADH）。在持续性 AVP 的影响下，肾脏重吸收自由水明显增强，从而使体液增加而钠离子浓度降低。

高渗性低钠血症：多合并高血糖状态，常见于血糖控制不好的糖尿病患者。由于胰岛素绝对或相对不足，葡萄糖无法从细胞外转移至细胞内，导致细胞外葡萄糖含量明显升高，细胞外液渗透压增加。此时，细胞内的水分向细胞外转移，造成细胞外液钠离子浓度相对减少，而出现高渗性低钠血症。有观察表明，平均血糖浓度每上升 5.6 mmol/L，可减少血浆钠离子 1.7 mmol/L，增高血浆渗透压 2.0 mmol/L。肾功能不全的患者使用甘露醇等高渗溶液时，也会发生同样的现象。这些高渗性的物质除了直接提高血浆渗透压外，还可以通过渗透性利尿的作用，使渗透压进一步升高，导致病情恶化。

低渗性低钠血症（假性低钠血症）：大多合并有其他疾病，如原发性或继发性高脂血症及副蛋白血症、乳糜性血清等。这类患者临床上并无异常失钠史，血钠离子浓度的下降系由于一些蛋白质成分在细胞外液中蓄积，导致血钠浓度相对降低所致，并非反映机体缺钠。如果去除血浆中的血脂，血钠离子水平仍在正常水平。问题与思考：患者入院血糖、尿酮体监测结果，血浆渗透压明显低于正常，颅脑 MRI 虽然提示有脑内多发缺血灶、梗死灶，但 DWI 提示并非为急性期，且患者四肢活动正常、语言正常，无脑梗死定位诊断。考虑患者嗜睡的原因为低钠低氯血症引起，最直接的证据为患者的意识障碍与血生化血钠、血氯的水平有明显的相关性。通过分析病史及化验检查，该患者可排除高渗性和等渗性低钠血症，考虑为低渗性，患者无心力衰竭、肾衰竭及肝硬化的表现，不支持高容性低钠血症。患者未服用非甾体类消炎药、镇静等药物，且胸部 X 线片、肿瘤标志物不支持肺部占位，考虑 SIADH 可能性不大。患者血钾正常，首先不考虑摄入不足，因患者有肾上腺皮质功能不全，血化验也证实，考虑低钠低氯血症的原因主要为肾上腺皮质功能不全所致。

3. 糖皮质激素的作用

各种糖皮质激素既有盐皮质激素作用，也有糖皮质激素作用。通常所说激素间等效剂量指的是糖皮质激素等效剂量，并不是盐皮质激素的等效剂量。氢化可的松和泼尼松的等效剂量为 20∶5，也就是说 20 mg 氢化可的松相当于 5 mg 泼尼松，但一定要理解这个等效剂量指的是糖皮质激素的等效剂量，并不是保钠保水的等效剂量。氢化可的松的保钠保水的作用要比泼尼松强，约为 1∶0.8，也就是说 20 mg 的氢化可的松在保钠保水方面相当于 25 mg 泼尼松。虽然该患者泼尼松总用量已 20 mg，但保钠的作用还达不到生理剂量。因此，针对肾上腺皮质功能不全引起低钠低氯的患者，需针对病情，合理选择各种盐皮质激素进行治疗。

4. 生理剂量的糖皮质激素具有稳定血糖的作用

多篇文献报道，糖尿病合并垂体功能减退症或肾上腺皮质功能减退时，糖尿病症状加重且血糖难以控制，而给予相应激素替代治疗后，不仅腺体功能减退的症状得到改善，同时糖尿病症状亦明显减轻。从该患者的处理过程中也发现了这一点，糖皮质激素被认为升糖激素，这种现象值得我们思考。具体机制目前不清，文献报道考虑主要与胰岛素抵抗改善及胰岛素分泌增加有关。因此，对于糖尿病合并腺垂体功能不全或肾上腺皮质功能不全的患者，补充生理剂量的糖皮质激素可能更有利于血糖的控制与稳定。

📋 赵淑淼病例点评

柳雪主治医生对该患者的病史、体格查体、辅助检查、入院诊断、诊断依据、鉴别诊断及治疗过程、治疗效果都做了清晰的阐述，思路清晰，依据充分，为临床医生提供了明确的诊疗路径。该患者的"2 型糖尿病合并 2 型糖尿病肾病、2 型糖尿病周围血管病变、2 型糖尿病周围神经病变；骨质疏松症（重度）；双肾上腺腺瘤切除术后；肾上腺皮质功能减退症低钠低氯血症"诊断明确。诊断一旦明确，病因一旦明确，治疗上就会有的放矢，该患者在积极治疗糖尿病（胰岛素四针强化及口服降糖药物）、骨质疏松症（骨化三醇及碳酸钙）的基础上，给予糖皮质激素，正如主治医生所述，生理剂量的糖皮质激素具有稳定血糖的作用。该患者为 2 型糖尿病合并肾上腺皮质功能减退，当糖尿病症状加重且血糖难以控制，给予相应激素替代治疗后不仅腺体功能减退的症状得到改善，同时糖尿病症状亦明显减轻。该病例为糖皮质激素治疗非常成功的病例，诊断思路值得推广，治疗方案值得借鉴。

（柳　雪）

病例 4
2 型糖尿病意外发现肾上腺占位

病历摘要

【基本信息】

患者，女，69 岁。主诉：口干、多饮、多尿 20 年，视物模糊 3 年。

现病史：患者 20 年前由于"口干、多饮、多尿"于外院就诊，空腹血糖 16 mmol/L，餐后 2 h 血糖 20 mmol/L，无明显消瘦，诊断为糖尿病，给予格列齐特口服降糖治疗，血糖控制尚可（具体不详）。2013 年因血糖控制不佳开始使用精蛋白生物合成人胰岛素注射液（预混 30R），早 18 U，晚 16 U，糖化血红蛋白（2018 年 3 月 20 日，我院）9.6%。目前治疗方案为精蛋白生物合成人胰岛素注射液（预混 30R），早 20 U，晚 20 U；拜唐苹 50 mg（3 次 / 日），口服。空腹血糖控制在 9 mmol/L，餐后血糖 13 ～ 15 mmol/L。3 年前出现视物模糊，2015 年眼底摄片：双眼非增生型糖尿病视网膜病变。泡沫尿半年，连续 3 日

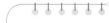

测尿微量白蛋白 / 肌酐 60.11 ～ 63.78 μg/mg。手足麻木 3 年，肌电图（2015 年 10 月 10 日）：双侧腓肠 N、正中 N SCV 未引出，双侧正中 N 腕部潜伏期延长。近 1 年来偶有胸闷。无四肢疼痛，无间歇性跛行。神志清，精神欠佳，胃纳可，体重无明显减轻，睡眠欠佳。

既往史：高血压病史 20 年，血压最高 180/100 mmHg，目前口服缬沙坦 80 mg（1 次 / 日），氨氯地平片 5 mg（1 次 / 日），血压控制于 140/90 mmHg。血脂异常史，2018 年 5 月 11 日查血脂：总胆固醇（total cholesterol，TC）5.69 mmol/L；三酰甘油（triglyceride，TG）2.23 mmol/L；高密度脂蛋白（hih density lipoprotein，HDL）1.03 mmol/L；低密度脂蛋白（low density lipoprotein，LDL）3.68 mmol/L。口服阿托伐他汀钙 20 mg（每晚 1 次）。

家族史：其母亲患有糖尿病。

【体格检查】

身高 160 cm，体重 82 kg，BMI 32.03 kg/m²。双肺呼吸音清，未闻及干、湿性啰音。心律齐，肝脾肋下未及，双下肢无水肿。双下肢痛温觉、触觉减退。

【辅助检查】

血常规：未见明显异常。尿常规：尿糖（＋＋＋），尿蛋白（＋＋），酮体（－）。大便常规：未见明显异常。肾功能：尿素 12.6 mmol/L，肌酐 111 μmol/L [eGFR 43.6 mL/（min·1.73 m²）]。血脂：总胆固醇 4.51 mmol/L，三酰甘油 2.11 mmol/L，高密度脂蛋白 1.10 mmol/L，低密度脂蛋白 2.59 mmol/L。尿酸 436 μmol/L。空腹血糖：9.30 mmol/L；餐后 2 h 血糖：16.54 mmol/L。糖化血红蛋白：9.2%。胰岛功能：空腹 C 肽 1.54 ng/mL ↑，2 h C 肽 3.48 ng/mL。尿微量白蛋白 / 肌酐 890.46 μg/mg。血钾 4.8 mmol/L；皮质醇、ACTH、性腺激素水平正常。肾上腺彩超：左侧肾上腺肿块，提示腺瘤可能（1.2 cm×0.8 cm，密度、位置、大小和形态均未明确描述）。右侧肾上腺区域未见明显占位。血管彩超：双侧颈动脉及左下肢动脉硬化伴斑块形成。

【诊断】

① 2 型糖尿病；② 2 型糖尿病伴有多并发症（2 型糖尿病肾病 3 期、2 型糖

尿病周围血管病变、2 型糖尿病视网膜病变、2 型糖尿病周围神经病变）；③高血压病 3 级（很高危）；④高脂血症；⑤肾上腺占位。

【诊疗经过】

（1）制订糖尿病饮食方案。

（2）由于患者体型肥胖，存在胰岛素抵抗，平素的血糖控制不佳，且胰岛素用量偏大，通过短期重新带胰岛素泵的方式降糖，出院时调整为门冬胰岛素 30，早 18 U，晚 16 U，皮下注射，联合二甲双胍缓释片 0.5 g（2 次 / 日）。3 个月随诊，遵医嘱调整方案为门冬胰岛素 30，早 20 U，晚 16 U，皮下注射，联合二甲双胍缓释片 1 g（2 次 / 日），监测空腹血糖 7.6 mmol/L，早餐后 2 h 血糖 12 mmol/L，糖化血红蛋白 8.2%。

病例分析

肾上腺意外瘤（adrenal incidentalomas，AI）是指采用影像学方法检查与肾上腺疾病无关的症状或常规体检时意外发现肾上腺及肾上腺所在区域的 1 cm 以上的肿瘤。诊断要点是鉴别 AI 的良恶性和是否具有内分泌功能。

良恶性鉴别方面：使用较为广泛的影像学技术有计算机断层扫描技术（computed tomography，CT）、核磁共振（magnetic resonance imaging，MRI）和正电子发射计算机断层显像（positron emission tomography，PET）。CT 和 MRI 旨在鉴别 AI 良恶性，而 PET 多与 CT 技术联合使用，用于提示恶性肿瘤和转移病灶。其他常用影像学检查包括腹腔超声显示病变大小，^{131}I - 间碘苄胍闪烁扫描（^{131}I-MIBG）常用于诊断嗜铬细胞瘤。

内分泌功能方面：AI 患者均需进行完善的肾上腺内分泌功能评估，以评估是否存在潜在自主皮质醇分泌、嗜铬细胞瘤、醛固酮增多等表现，结合临床和影像学表现进行其他内分泌相关检查。对高度怀疑库欣综合征的患者应同时进行下述至少两项试验：① 24 h 尿游离皮质醇（urinary free cortisol，UFC）；②午夜唾液皮质醇测定；③血清皮质醇昼夜节律检测。当初步检查结果异常时，则应进行午夜 1 mg 地塞米松抑制试验（1 mg-dexamethasone suppression test，1 mg-DST）或经典小剂量地塞米松抑制试验（low dose dexamethasone suppression test，LDDST）来进行库欣综合征的确诊。以 1 mg-DST 和 LDDST 抑制后血皮质醇 > 50 nmol/L 为诊断切点。肾上腺意外瘤患者多表现为亚临床库欣综合征，其皮质醇水平升高的幅度较小，UFC 可能正常，故应选择 1 mg-DST、午夜血清或唾液皮质醇作为敏感的检查方法。本例患者存在高血压，需补充病史明确既往是否存在低钾血症，并完善肾素 – 血管紧张素 – 醛固酮系统（renin–angiotensin–aldosterone system，RAS）系统、血尿儿茶酚胺、HPA 轴评估检查，明确是否为有功能肿瘤。

高冠起病例点评

　　该患者体型肥胖（BMI > 28 kg/m^2），胰岛功能尚可，存在胰岛素抵抗和慢性肾功能不全及蛋白尿，治疗方面需根据表皮生长因子受体（epidermal growth factor receptor，EGFR）水平及综合上述临床表现选择合适患者的最佳治疗方案。患者体检发现肾上腺占位，考虑腺瘤可能性大。肾上腺意外瘤是指因与肾上腺无关的疾病或健康检查时行影像学检查而意外发现的，通常把直径 > 10 mm 的肿块定义为肾上腺意外瘤。

　　肾上腺意外瘤的患病率 1% ~ 8.7%，平均为 2%。其中 80% 为无功能的良性腺瘤，其他的病变包括嗜铬细胞瘤、分泌皮质醇、醛固酮的腺瘤、肾上腺皮质腺癌、转移癌、错构瘤、囊肿、髓脂瘤等；约 15% 的肾上腺意外瘤表现为双侧肿块，其病因主要为转移癌、浸润性疾病、先天性肾上腺增生、双侧皮质腺瘤及 ACTH 非依赖性的肾上腺皮质大结节增生。部分肾上腺意外瘤可分泌激素但不伴有显著的临床表现，其中最主要的是亚临床库欣综合征。由于患者住院的目的只要求调整血糖，没有意愿进一步检查，导致很多检查缺失。原则上应该再完善相关检查排除皮质醇增多症、醛固酮增多症、肾上腺恶性肿瘤、肾上腺转移瘤等疾病，如排除上述疾病则考虑肾上腺结节无功能性的可能性较大。对于肾上腺无功能结节，建议 3 ~ 6 个月及随后每年随访，如随访过程中肿瘤增大 1 cm 以上或出现分泌功能应予以切除。

（刘晓萌）

病例 5
原发性血色病继发糖尿病

病历摘要

【基本信息】

患者，女，47岁。主诉：口干、多饮、多尿伴体重下降7年。

现病史：7年前患者无明显诱因出现口干、多饮、多尿、夜尿增多（每晚2～3次）、多食，体重下降5 kg，伴有月经紊乱，皮肤色素沉着，症状持续20多天后逐渐出现乏力。患者于外院就诊，查空腹血浆血糖21.05 mmol/L；小便常规：酮体阳性；血气分析：pH 7.13；糖化血红蛋白：10.5%；馒头餐负荷试验：空腹血糖7.15 mmol/L，2 h血糖24.20 mmol/L，空腹C肽0.11 nmol/L，2 h C肽0.35 nmol/L。诊断为"1型糖尿病、糖尿病酮症酸中毒"，予以胰岛素静脉泵入治疗，酮体转阴性后改用门冬胰岛素＋甘精胰岛素控制血糖。

既往史：6年前患者因"心累、气紧、乏力"于我院住院，诊断为"心功能不全"，对症处理后好转。后于外院就诊查找心功能不全原因，行相关检查后发现 "铁蛋白 6000 ng/mL"，后行基因检查后为 *HFE* C82Y 点突变，诊断为血色病，予放血治疗 1 次，患者自诉出现感染，未再次放血。6 年前于外院诊断 "甲状腺功能减退症"，长期予 "甲状腺激素 25 μg，1 次/日" 激素替代治疗。40 岁绝经。无大量饮酒史，无输血史，家族中无类似疾病患者。

【体格检查】

体温 77 次/分，呼吸 20 次/分，血压 103/73 mmHg，BMI 21.1 kg/m²，腰围 79 cm。神志清，头面颈部、上肢、手背皮肤青灰色，皮肤干燥，角膜可见色素环。双侧甲状腺未触及肿大，心肺腹查体阴性。四肢皮肤完整，无破溃、水泡、皮疹，皮肤颜色、温度正常，双侧足背动脉搏动可扪及。

【辅助检查】

血常规、肝功能、肾功能、血脂、电解质、大小便常规未见异常。甲状腺功能：FT_3 4.56 pmol/L（3.6 ~ 7.5 pmol/L），FT_4 12.01 pmol/L（112 ~ 22 pmol/L），TSH 2.08 μIU/mL（0.27 ~ 4.2 μIU/mL）。铁代谢指标：转铁蛋白 1.14 g/L（2 ~ 4 g/L），血清铁 29.81 μmol/L（7 ~ 30 μmol/L），不饱和铁结合力 14.89 μmol/L（31 ~ 21 μmol/L），总铁结合力 44.70 μmol/L（45 ~ 75 μmol/L），转铁蛋白饱和度 66.69 %（20% ~ 55%），铁蛋白 1340 ng/mL（13 ~ 150 ng/mL）；糖化血红蛋白 7.4%；空腹 C 肽 0.02 nmol/L；尿微量白蛋白/肌酐 70.96 mg/g。胸部 CT、心脏彩超、颈动脉彩超、甲状腺彩超未见异常。腹部 MRI 示肝脏、胰腺 T2WI 序列上信号减低，低于同层面竖脊肌信号，化学位移序列上反相位信号高于正相位，血色病？眼底照相未见明显异常；神经肌电图示所查双下肢腓总神经、胫神经运动传导速度减慢，双下肢腓浅神经感觉传导速度减慢，其余所查神经未见异常；踝肱指数（ankle brachial index，ABI）检查：左侧 1.10，右侧 1.07；体脂分析：体脂百分比 33.2%。

【诊断】

原发性血色病继发糖尿病。

笔记

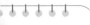 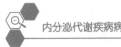
【诊疗经过】

继续给予精蛋白生物合成人胰岛素注射液（预混 30R）及甘精胰岛素联合二甲双胍控制血糖，优甲乐 25 μg（1 次 / 日）激素替代，去铁胺 1 g 皮下泵入去铁治疗，疗程 5 天，同时给予红细胞单采治疗。

【随访】

患者出院后未再行去铁治疗，继续每个月一次放血治疗，3 个月后复查铁蛋白水平 500 ng/mL。

病列分析

血色病为比较少见的一种铁代谢障碍疾病，初次来诊的患者往往因为累及多脏器出现的症状而误诊或漏诊。根据病因的不同，血色病可分为原发性和继发性两大类。①原发性血色病，又称为遗传性血色病，其主要遗传缺陷是血色病基因（hemochromatosis gene，*HFE*）发生点突变，由此产生 C282Y 蛋白，进而引起食物中铁被过度吸收。典型的原发性血色病患者 *C282Y* 基因纯合子占 80% ~ 85%，少数为 *C282Y/H63D* 杂合子。

本例患者的基因突变为最常见的 *C282Y A/A* 纯合突变，无 *H63D* 突变。正常 HFE 蛋白在细胞膜表达，与 β2- 微球蛋白结合后干扰转铁蛋白与转铁蛋白受体 1 的结合，从而调控铁吸收。*C282Y* 突变导致 HFE 蛋白二硫键断裂，导致与 β2- 微球蛋白的结合解脱，丧失对铁代谢的调节作用。原发性血色病呈世界性分布，但以原住于北欧的人群中最常见，尤其是日耳曼人或凯尔特人后裔，发病率为 1/220 ~ 1/250。该病在我国较为少见。②继发性血色病，是铁利用障碍或摄入过多、溶血性贫血、多次大量输血、肝病和转铁蛋白缺乏等导致铁在组织器官过量沉积所致。无论是何种原因引起的铁过载，大量的铁沉积在脏器均可引起脏器损伤。

铁是脂质过氧化反应促进剂，游离铁参与氧化反应，产生氧自由基，形成氢氧基团针对糖类、蛋白质和 DNA，形成脂质过氧化物，引起细胞慢性毒性和 DNA 损伤。血色病涉及的重要脏器损伤包括皮肤、肝脏、心脏、脾脏及胰腺，

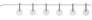

甲状腺、垂体、性腺等内分泌腺体也可累及，其临床表现主要为皮肤呈青铜色或铁灰色色素沉着、关节炎、肝大、肝硬化、糖尿病，其次为性腺、甲状腺、肾上腺等内分泌腺体功能减退及充血性心力衰竭等多脏器功能损伤。其中皮肤色素沉着、肝大、糖尿病为典型三联征。

血色病导致糖尿病，也称为 Broze diabetes，其发病机制目前认为主要是铁大量沉积于胰腺，直接导致胰腺破坏和 β 细胞功能损伤，大量的氧自由基导致胰岛 β 细胞的氧化应激进而导致 β 细胞凋亡，胰岛素分泌减少。另外，铁可以直接导致胰腺胰岛素抵抗，还可能损伤肝脏功能引起继发胰岛素抵抗，在这些因素的共同作用而诱发糖尿病。本例患者主要损伤在胰腺，空腹 C 肽低，证实了铁过量沉积的患者的胰岛 β 细胞功能的损伤。从发病机制来讲，不仅要补充胰岛素，同时给予二甲双胍增加胰岛素敏感性。

肝脏穿刺活检后，通过原子吸收光谱学测定是评价机体铁负荷状况的金标准，为定量、特意、敏感的监测方法，但其为有创新性检查方法，故本例患者未做该检查。本例患者通过行肝脏磁共振检查，提示其肝脏已出现铁沉积，但该患者肝功能正常，肝脏彩超未提示肝脏肿大，目前尚无特殊处理，需积极进行去铁治疗，预防对肝脏的损伤。

血色病的治疗目标是尽快去除体内过量的铁，并根据铁负荷造成各器官损伤的症状进行对症治疗，并避免高铁饮食，切断外源性铁的摄入，尽可能减少铁的沉积。最有效的治疗方法为放血治疗，生存率可明显提高。针对该患者我们给予了红细胞单采治疗，比传统的放血治疗更安全、有效。铁螯合疗法提供了另一条去铁途径，是螯合剂与铁形成复合物，促进铁的排泄，清除血浆非转铁蛋白结合的铁离子，移出细胞内过量的铁离子，来保持或恢复体内铁离子的安全水平。一旦开始治疗，血清铁蛋白应维持在 1000 μg/L 以下。

李明霞病例点评

由于铁沉着对胰腺的直接损伤，血色病继发糖尿病常为胰岛素依赖型。本例患者以酮症酸中毒起病，胰岛功能差，初诊断时极易误诊为 1 型糖尿病。

因该病在国外常见，故在国外诊断 1 型糖尿病时，需筛查铁蛋白水平以排除原发性血色病的可能性。该病在国内少见，故常引起忽视。本例患者除了胰腺受累及外，其甲状腺功能低下也可能与铁过多的沉积于腺体有关。但遗憾的是，患者拒绝进一步行其他腺体的功能检查，故未能评估垂体、性腺、肾上腺的功能，需警惕可能存在肾上腺功能减退或垂体功能减退导致的低血糖出现。

参考文献

1. KOWDLEY K V, BROWN K E, AHN J, et al. ACG Clinical Guideline：Hereditary Hemochromatosis. Am J Gastroenterol，2019，114（8）：1202–1218.

2. BHATT L，HORGAN C P，WALSH M，et al. The herehitary hemochromatosis protein *HFE* and its chaperone beta 2-microglubin localise predominantly to the endosomal-recycling compartment. Biochem Bioph Res Commun，2007，359：277-284.

3. TACCONE-GALLUCCI M，MANCA-DI-VILLAHERMOSA S，NOCE A. Iron-Chelating Therapy for Transfusional Iron Overload. New England Journal of Medicine，2011，364（15）：1476-1477.

（张成慧　李明霞）

病例 6
2 型糖尿病合并亚急性甲状腺炎

病历摘要

【基本信息】

患者，男，75 岁。主诉：发热、咳嗽、消瘦 1 个月，伴咽痛、颈前区疼痛半月。

现病史：患者 1 个月前无明显诱因出现发热，自测体温 38.1 ~ 38.9 ℃，夜间为重，伴咳嗽，咳少许黏液痰，无咯血、痰中带血，无盗汗，未进行诊治。半个月前因出现咽痛、颈前区疼痛，以左侧为著，吞咽时加重，就诊某医院，查血常规：白细胞 6.8×10^9/L，中性粒细胞比例 75.5%，口服头孢呋辛酯片 0.25 g（3 次 / 日），酚麻美敏片 1 片（3 次 / 日），未见缓解，3 天后就诊耳鼻喉科，建议继续观察。患者近 1 个月体重较前减轻 7 kg，无多饮、多食，无心悸、手抖、突眼及水肿，无胸闷、胸痛，无恶心、呕吐、腹泻等不适，患病以来食欲欠佳，睡眠可，大小便正常，就诊于我科。

既往史：冠心病病史 15 年，规律服用琥珀酸美托洛尔片 47.5 mg（1 次 / 日），瑞舒伐他汀钙片 10 mg（1 次 / 日），单硝酸异山梨酯缓释片 20 mg（2 次 / 日），目前病情平稳；2 个月前患者因体检发现血糖高，就诊三级医院查静脉血空腹血糖 8.7 mmol/L，糖化血红蛋白 7.9%，"诊断 2 型糖尿病"，拒绝服用降糖药物治疗，饮食、运动控制。

个人史：偶尔饮酒，无吸烟史。否认肝炎及结核病史，否认外伤手术史，无过敏史，无输血史。

家族史：否认糖尿病家族史，否认家族遗传病史。

【 体格检查 】

身高 170 cm，体重 74 kg，腰围 95 cm，BMI 26.6 kg/m²，体温 38.7℃，脉搏 102 次 / 分，呼吸 22 次 / 分，血压 126/70 mmHg。神志清语利，自主体位，全身皮肤黏膜无黄染，颜面无畸形，无突眼，口唇无发绀，咽充血，双侧扁桃体无明显肿大，颈部淋巴结无肿大，双手细颤（＋），甲状腺 2 度肿大，左侧触痛（＋），未闻及血管杂音，气管居中，双肺呼吸音清，未闻及干、湿性啰音，心率 102 次 / 分，律齐，各瓣膜未闻及病理性杂音，腹软，无压痛、反跳痛，肝脾肋下未触及。脊柱四肢无畸形，双下肢不肿，双侧足背动脉搏动正常，生理反射存在，病理反射未引出。

【 辅助检查 】

血常规：白细胞 7.5×10^9/L，中性粒细胞比例 87%。C 反应蛋白 19.3 mg/L，血沉 83 mm/h。血生化检查：肝肾功能无异常。空腹血糖：7.4 mmol/L。糖化血红蛋白：7.9%。心电图：窦性心动过速。

甲状腺功能检查：TSH 0.04 μIU/mL（0.27 ~ 4.2 μIU/mL），FT_3 6.44 pmol/L（3.1 ~ 6.8 pmol/L），FT_4 25.75 pmol/L（12 ~ 22 pmol/L），三碘甲状腺原氨酸 1.83 nmol/L（1.3 ~ 3.1 nmol/L），甲状腺素 154.3 nmol/L（66 ~ 181 nmol/L），促甲状腺受体抗体 0.34 IU/L（< 1.75 IU/L），甲状腺球蛋白抗体 687 IU/mL（< 115 IU/mL）。

甲状腺超声：甲状腺左侧叶弥漫性肿大，内见数处回声减低区并有压痛，结合临床考虑亚急性甲状腺炎。

甲状腺 ECT：甲状腺正常解剖位置未见清晰完整的甲状腺显像，仅甲状腺右叶少许组织显像，甲状腺组织对核素摄取能力明显减低；提示双侧甲状腺弥漫性低功能病变。

【诊断】

①亚急性甲状腺炎；②2 型糖尿病；③冠心病。

【诊疗经过】

（1）治疗药物选择

患者血沉 83 mm/h，体温持续＞ 38.5 ℃，年龄大，症状重，属于亚急性甲状腺炎急性期，因此该患者考虑服用糖皮质激素类药物治疗，缓解疼痛口服非甾体抗炎药；传统的治疗认为 2 型糖尿病合并亚急性甲状腺炎首选胰岛素皮下注射，但是考虑该患者年龄大，腹型肥胖（腰围 95 cm），存在胰岛素抵抗严重，而且糖尿病初发，为了更好地控制血糖，对抗糖皮质激素所带来的升血糖不良反应，选择二甲双胍 500 mg（3 次 / 日，口服）联合应用格列美脲 2 mg（1 次 / 日，口服）。

（2）对症治疗

①缓解疼痛：布洛芬缓释胶囊 0.3 g，2 次 / 日，口服；醋酸波尼松龙片 30 mg，1 次 / 日，口服。②糖尿病：二甲双胍 0.5 g，三餐后口服；格列美脲 2 mg，1 次 / 日，早餐前口服。③冠心病：琥珀酸美托洛 47.5 mg，1 次 / 日；瑞舒伐他汀钙片 10 mg，1 次 / 日；单硝酸异山梨酯缓释片 20 mg，2 次 / 日；拜阿司匹林肠溶片 100 mg，1 次 / 日。

【随访】

1 周后随访患者已经不发热，亚急性甲状腺炎症状已经好转，血沉较前明显下降。醋酸波尼松龙片减药量使用：第二周 20 mg，1 次 / 日，口服；第三周和第四周 10 mg，1 次 / 日，口服；最后停药。监测 8 周血糖情况（图 6-1）。

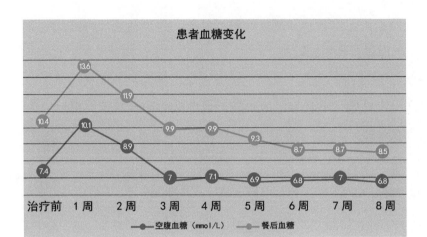

图 6-1 监测 8 周血糖情况

病例分析

根据患者的临床表现、查体及辅助检查可明确诊断为亚急性甲状腺炎急性期，并且符合应用醋酸波尼松龙片的指征，根据症状、体征及血沉变化缓慢减少剂量，当红细胞沉降率下降或恢复正常时，醋酸波尼松龙片开始减量；缓解疼痛选择非甾体抗炎药（如布洛芬）。

患者为老年男性，在亚急性甲状腺炎起病前即发现血糖升高，因此，亚急性甲状腺炎所致甲亢并非患者血糖升高的主要原因，糖尿病分型考虑为 2 型糖尿病。患者腰围 95 cm，BMI 26.6 kg/m²，属于超重，并且腹型肥胖，考虑胰岛素抵抗为主，治疗先选口服降糖药物二甲双胍治疗；同时并发亚急性甲状腺炎，口服醋酸波尼松龙片治疗 1 个月，为避免此期间服用激素可能会导致患者血糖升高的不良反应，联合格列美脲使用。患者停用醋酸波尼松龙后，监测患者的血糖情况，糖化血红蛋白控制达标（< 7%）后，可考虑停用格列美脲。

袁群病例点评

亚急性甲状腺炎往往是因为感染引起的。亚急性甲状腺炎起病可急、可缓，病程长短不一，可持续数周至数月，也可至 1 ~ 2 年，常有复发。因为一般多数患者的病程为 2 ~ 5 个月，故称为亚急性甲状腺炎。

　　本病主要在于鉴别诊断，因为亚急性甲状腺炎早期往往多以上呼吸道感染表现为首发症状，甚至有些患者在呼吸科治疗 1 ~ 2 个月也难以确诊和治愈，关键就在于医生对亚急性甲状腺炎有无认识。在实验室检查中，甲状腺功能及抗体、血沉、甲状腺超声都是常用方法，但如果有条件做吸碘率检查，对亚急性甲状腺炎的甲亢期和真正的甲亢的鉴别诊断是十分有意义。本病例主要特点是患者原有糖尿病史，且血糖控制一般，在并发亚急性甲状腺炎后，治疗首选的药物就是糖皮质激素，但可能会导致患者血糖升高，如何处理好这两者的矛盾，是医生必须要注意的问题。

（于海燕）

病例 7
2 型糖尿病伴糖尿病视网膜病变

病历摘要

【基本信息】

患者，男，38 岁。主诉：发现血糖升高 4 个月。

现病史：患者 4 个月前体检时发现空腹血糖升高（具体不详），伴口干、多饮、多尿，日饮水量超过 3000 mL，尿量随之增加，无明显多食、体重减轻，未诊治。2 天前至当地社区医院就诊，测空腹指尖血糖 9.6 mmol/L，三餐后 2 h 血糖分别为 22.6 mmol/L、21.2 mmol/L、18.2 mmol/L。为进一步诊治至我科门诊就诊，检查糖化血红蛋白 9.4%，空腹血糖 13.5 mmol/L，门诊拟 "糖尿病" 2019 年 2 月 16 日入院。病程中无视物模糊、手脚麻木。自起病以来，精神、睡眠、胃纳可，大便正常，小便如上所述，体重无明显改变。

既往史：否认高血压、冠心病史，否认肝炎、结核病史，否认外伤手术史，否认药物及食物过敏史，否认输血史。否认糖尿病家族史。

【体格检查】

体温 36.9 ℃，脉搏 86 次 / 分，呼吸 20 次 / 分，血压 108/77 mmHg。身高 173 cm，体重 70 kg，BMI 23.39 kg/m²。心肺腹查体未见异常。腹部膨隆，无压痛及反跳痛。双眼视力粗测正常，双下肢皮肤完整，10 g 尼龙单丝试验阴性，皮肤温度及湿度无异常，痛温觉正常，振动觉正常，足背动脉搏动良好，足部无胖胀、溃疡、红肿及坏疽。

【辅助检查】

2019 年 2 月 15 日于我院门诊：空腹血糖 13.5 mmol/L，糖化血红蛋白 9.4%，口服葡萄糖耐量试验、胰岛素、C 肽释放试验结果见表 7-1。尿常规：尿糖（++++），尿酮体阴性，尿蛋白阴性。入院后血脂七项：总胆固醇 5.67 mmol/L，三酰甘油 2.37 mmol/L，低密度脂蛋白胆固醇（Low Density Lipoprotein Chesterol，LDL-C）4.01 mmol/L，余未见异常。糖尿病自身抗体三项：GAD、ICA-IgG、IAA-IgG 均阴性。化验血常规、便常规 + 隐血、肝功能、肾功能、电解质六项、游离甲状腺功能三项未见异常。腹部彩超提示：脂肪肝（轻度）。糖尿病相关并发症：尿蛋白、尿微量白蛋白 / 肌酐，二项未见异常。眼底检查：见少量黄白色点状渗出及出血点。双侧颈动脉及双下肢动脉未见异常。

表 7-1　口服葡萄糖耐量试验、胰岛素、C 肽释放试验

时间	GLU （mmol/L）	INS （pmol/L） （17.8～173）	C-P （nmol/L） （0.37～1.47）
0 h	6.24	187.2	0.521
0.5 h	14.02	352.6	0.835
1 h	16.12	750.7	1.55
2 h	20.06	1081	2.18
3 h	14.94	1184	2.42

【诊断】

①2 型糖尿病；②糖尿病视网膜病变；③脂质异常血症；④脂肪肝。

【诊疗经过】

（1）治疗药物选择

该患者为新发糖尿病，血糖较高，入院后应用"三短一长"胰岛素强化降糖，因地特胰岛素用量较大，长期方案保留基础胰岛素，加用二甲双胍及西格列汀，可逐渐减少胰岛素用量。该患者已存在糖尿病视网膜病变，除降糖、降脂之外，还需应用羟苯磺酸钙治疗糖尿病视网膜病变。

（2）治疗方案

①二甲双胍 0.5 g，3 次 / 日，餐后口服。②磷酸西格列汀片 100 mg，1 次 / 日，早餐前口服。③地特胰岛素注射液，18 U，睡前皮下注射。④羟苯磺酸钙胶囊 0.5 g，3 次 / 日。⑤阿托伐他汀钙片 20 mg，每晚 1 次。

【随访】

2019 年 4 月 30 日复查，静脉空腹血糖 6.48 mmol/L，糖化血红蛋白 6.2%，现已逐渐停用胰岛素。

病例分析

糖尿病性眼部并发症是主要致盲眼病之一，特别是对于中老年人群，而糖尿病视网膜病变是糖尿病严重的并发症，发病机制较复杂，多元醇通路活性增高、晚期糖基化终末产物形成增加、蛋白激酶 C（protein kinase C，PKC）激活、己糖胺通路活性增高等均参与了高血糖诱导血管损伤的致病过程，出现的毛细血管扩张和高通透性，基底膜增厚，毛细血管局部阻塞，动静脉短路导致视网膜缺血，可能是视网膜病变发病机制的第一步。黏附分子及其配体过度表达，加重内皮细胞损伤及微血管栓塞，很可能是导致视网膜病变中发生进展性微血管病变的重要因素之一。羟苯磺酸钙具有降低毛细血管通透性，降低血液黏度及降低血小板聚集性的作用，早期糖尿病视网膜病变患者应用效果较好。

郭琳病例点评

    该患者较年轻，预期寿命及生活质量要求高，血糖控制目标应更严格，降糖同时避免低血糖，还应注重长期心肾保护作用，患者现存在血脂异常、脂肪肝及糖尿病微血管并发症，为心血管疾病的高风险人群，二甲双胍可减轻由应用胰岛素引起的体重增加，减少胰岛素用量，改善血脂谱及血压，也是首个在英国前瞻性糖尿病研究（United Kingdom Prospective Diabetes Study，UKPDS）中被证实可降低心血管病风险的降糖药。有文献证明，二甲双胍对糖尿病视网膜病变也有改善作用，对该患者而言，选用二甲双胍可以降糖、改善血脂谱、改善脂肪肝，甚至改善视网膜病变，低血糖风险小，可谓是一药多用。

（赵慧娟）

病例 8
糖尿病酮症酸中毒

病历摘要

【基本信息】

患者，男，31岁，主诉：多饮多尿消瘦1个月余，伴胸闷憋喘5天。

现病史：1个月前患者无明显诱因出现口干、多饮、多尿、消瘦，近1个月体重下降5 kg，未予重视。5天前因饮食不节后出现恶心、呕吐，伴腹痛腹胀，于当地某医院诊断为"食物中毒"，予抗感染治疗后效果佳，后患者逐渐出现胸闷憋喘、气短、嗜睡，心慌，呼吸频率加快，时有胸痛，无明显咳嗽、咳痰，低热，体温最高达37.5 ℃。3天前于我院急诊行心电图示窦性心动过速，血常规：白细胞总数 14.54×10^9/L，中性粒细胞 13.33×10^9/L，随机血糖11.8 mmol/L，给予抗感染及舒张支气管治疗后转入心内科继续治疗。急查静脉血糖23.9 mmol/L，CO_2 10.8 mmol/L，血钠134 mmol/L，尿酮体（＋＋＋），诊断"心肌炎、糖尿病酮症酸中毒？"予降糖、抗感染、补液、心电监护、补碱、补钾治疗，症状未改善，转入我科治疗。

既往史：体健，否认"糖尿病、高血压、冠心病"等慢性病史。

【体格检查】

身高 176 cm，体重 76 kg，BMI 24.54 kg/m^2，体温 37.8 ℃，脉搏 119 次 / 分，呼吸 26 次 / 分，血压 128/83 mmHg。神志清，全身皮肤黏膜无黄染及出血点，浅表淋巴结未触及肿大。双肺呼吸音清，未闻及干、湿性啰音。律齐，各瓣膜听诊区未闻及病理性杂音；腹平软，无压痛及反跳痛，双下肢肌力正常，双下肢无浮肿。

【辅助检查】

急查血糖：13.79 mmol/L；尿常规：酮体（+++），蛋白（+），白细胞 29.04 p/μL；血常规：嗜酸细胞偏低，红细胞压积偏低；肝肾功能：丙氨酸转氨酶（alanine aminotransferase，ALT）9 U/L，天冬氨酸转氨酶（aspartate aminotransferase，AST）8 U/L，肌酐（creatinine，Cre）56.8 μmol/L，血尿素氮（blood urea nitrogen，BUN）2.26 mmol/L，阴离子间隙 18 mmol/L。

急查生化：血钾 2.62 mmol/L，血钠 130.2 mmol/L，CO_2 15.2 mmol/L；血气分析：pH 7.03，血钠 121 mmol/L，pCO_2 7 mmHg，pO_2 133 mmHg，碳酸氢盐 3.0 mmo/L；急查淀粉酶：α - 淀粉酶 273 U/L；IAA 示阴性。

心电图：窦性心动过速；颈部血管彩超：右侧颈总动脉及颈内外动脉起始段、双侧椎动脉及双侧锁骨下动脉起始段粥样硬化；双下肢动静脉彩超：双侧下肢动脉粥样硬化；心脏彩超：未见明显异常；腹部彩超：轻度脂肪肝；肌电图：神经源性损伤，双下肢交感皮肤反应试验阳性；眼底检查：未见明显异常；甲状腺彩超：甲状腺右叶近峡部低回声结节。

【诊断】

①糖尿病；②糖尿病酮症酸中毒。

【诊疗经过】

（1）治疗方案

① Ⅰ级护理，留陪人，嘱流食，记出入量；②积极补液，消酮体，嘱患者多饮水；③降糖，予胰岛素餐前及睡前皮下注射；④纠正电解质紊乱，患者由于转入我科之前过量补碱导致血钾偏低，予氯化钾注射液静脉滴注，部分氯化钾口服；⑤嘱流食，予保护胃黏膜治疗；⑥抗感染治疗。

（2）治疗效果

治疗第二天：患者胸闷憋气稍有好转，心率 92 次 / 分；第一天入量：7530 mL，出量 3910 mL；尿常规：酮体（＋＋＋）；血钾：2.42 mmol/L；血糖：9.8 ~ 12.3 mmol/L。继续皮下注射胰岛素，继续补液、纠正电解质紊乱、保护胃黏膜。患者体温 37.8 ℃，血沉、C 反应蛋白偏高，将莫西沙星改为立斯平继续抗感染治疗。

治疗第三天：患者胸闷憋气好转，心率 80 次 / 分；第二天入量 7260 mL 出量：4370 mL；尿常规：酮体（＋）；血钾：2.82 mmol/L；血气分析：pH 7.41，全血碱剩余 –3.1。患者酸中毒基本纠正，继续大量补液消酮体、补钾治疗，固定胰岛素剂量：普通胰岛素（早 8 U，午 6 U，晚 8 U）、睡前长效胰岛素 8 U，继续监测血糖。

治疗第六天：患者生命体征平稳，血糖控制尚可，尿酮体转阴，血钾恢复正常。停Ⅰ级护理，改Ⅱ级护理；停流食，改普食；停大量补液、补钾、抗感染药物，嘱患者多饮水。行胰岛素释放试验：Ins 空腹 11.64 mU/L，Ins 0.5 h 13.51 mU/L，Ins 1 h 16.11 mU/L，Ins 2 h 17.12 mU/L，Ins 3 h 15.90 mU/L；糖耐量试验：Glu 空腹 11.17 mmol/L，Glu 0.5 h 12.03 mmol/L，Glu 1 h 14.42 mmol/L，Glu 2 h 15.51 mmol/L，Glu 3 h 14.99 mmol/L。

病例分析

患者为典型感染后诱发糖尿病酮症酸中毒患者，治疗原则主要是去除诱发因素、补充生理盐水、皮下注射固定量胰岛素、补钾等。因在其他科室诊治过程中补碱量过多，转入本科及时补液纠正电解质紊乱，及时抗感染治疗。患者早期出现心功能下降，其主要有以下原因：①严重代谢酸中毒使心肌收缩力减弱，心肌迟缓，心输出量减少，尤其在 pH < 7.2 时更明显；②由于基础糖尿病对心肌的潜在影响，导致心肌细胞代谢紊乱和心肌细胞的钙转运异常。在糖尿病酮症酸中毒及血糖纠正后的患者心功能恢复了正常。对于本例的成功治疗，提示医生在首诊时要尽可能收集详细的病史和注重对每一个异常检查结果的分析与判断。

📋 刘晨光病例点评

纵观本例的诊治经过我们发现，该例患者的诊断早期是存在延误的，主要是患者以心悸为突出表现，而且伴发有其他的一些临床症状，容易使首诊医生向心肌疾病及心律失常疾病联系。一般来说，糖尿病酮症酸中毒导致的代谢性酸中毒会因为细胞外的高血钾症导致心脏传导阻滞，而出现心率减慢或心室的纤颤。但是本例却以心悸及心动过速为首要突出的临床表现，我们以为可能是在代谢性酸中毒早期细胞外钾离子浓度轻微升高而出现的一种对传导系统的兴奋作用所致。内分泌科的治疗在原则上及补液量上都是按照经典的治疗方案执行的，对于糖尿病酮症酸中毒的补液治疗一定要强调个体化的原则，同时完善的监护治疗也为治疗的成功提供了有力的保障。

（赵　帅）

笔记

病例 9
肾上腺嗜铬细胞瘤引起库欣综合征

📋 病历摘要

【基本信息】

患者，男，55 岁。主诉：发现血糖升高 4 年、血压升高 2 年，乏力、体重下降 1 年，加重 1 周。

现病史：患者于 4 年前诊断为"糖尿病"，曾口服降糖药治疗，平素血糖控制欠佳；2 年前开始应用"胰岛素"降糖治疗，平素监测血糖波动较大；2 年前发现血压升高，最高 170/110 mmHg，平日间断口服"利舍平"治疗，血压控制情况不详，无阵发性高血压，无发作性头痛、心悸、多汗等，目前未用降压药，血压正常。1 年前因劳累后出现乏力、体重下降，无多食、大便次数增多，体重减轻约 10 kg。2019 年 2 月因"胸闷、气短、乏力加重"于当地某医院住院治疗，发现"低钾血症"，给予治疗后胸闷症状好转，但短期内迅速出现颜面部、四肢皮肤色素沉着，伴乏力进一步加重；1 周前因乏力加重再次入院，并出现腰痛、不能行走，症状无缓解而转入我院。

既往史：20 年前因车祸致左上肢骨折、脾破裂，行脾切除术；2 年前患肺结核，已治愈。

个人史及家族史：患者吸烟史 20 年，约 20 支 / 日。否认酗酒史，否认性病及冶游史。家族中父亲、2 个哥哥、1 个弟弟、1 个妹妹患有"糖尿病"，父母亲已去世。

【体格检查】

体温 36.8 ℃，脉搏 94 次 / 分，呼吸 20 次 / 分，血压 123/84 mmHg，身高 164 cm，体重 45 kg，BMI 16.7 kg/m^2。神志清语利，精神差，颜面部水肿，周身皮肤色素沉着，皮肤潮湿，无向心性肥胖，无紫纹，双上肢可见少许瘀斑。双肺呼吸音粗，可闻及散在湿性啰音，心率 94 次 / 分，律齐，心音可，未闻及病理性心音。双上肢肌力Ⅴ级，双下肢肌力Ⅳ级。

【辅助检查】

入院后辅助检查（表 9–1 至表 9–7）。垂体动态增强 MRI（图 9–1）：未见异常。上腹部增强 CT（图 9–2）：右侧肾上腺团块，考虑腺瘤可能；脾脏切除术后，左侧膈顶下结节，考虑再生脾可能，左肾前筋膜下结节。双肺 CT（图 9–3）：两肺散在炎性病变，右肺上叶后段钙化结节；同时血清肿瘤标志物及甲状腺超声均未见明显异常。肾上腺增强 MRI（图 9–4）：右侧肾上腺占位病变，大小 2.8 cm × 2.1 cm，嗜铬细胞瘤可能性大，左侧肾上腺考虑增生。PET – CT：右肾上腺结节影，内钙化灶，伴环形不均匀异常高代谢，左侧肾上腺增生；双肺多处密度稍高影，伴不均匀异常高代谢，考虑炎性病变；全身骨质疏松；食管、胃、腹部肠管均未见特异性高摄取；脾脏切除术后改变，可见副脾；大脑右侧顶枕叶及枕颞叶多处片状低密度影，考虑软化灶。入院后监测血糖高，空腹血糖 10 ～ 13 mmol/L，餐后 2 h 血糖 12 ～ 20 mmol/L。

表 9-1 血生化检查

项目	检查结果
随机静脉血糖	17.53 mmol/L ↑
电解质	血钾 2.49 mmol/L ↓，总 CO_2 35.2 mmol/L ↑
血气分析	pH 7.516 ↑，pO_2 57.7 mmHg ↓，pCO_2 46.2 mmHg
血常规	白细胞 11.69×10^9/L ↑，中性粒细胞百分比 89.0% ↑，血红蛋白 144 g/L
肝功能	ALT 70 U/L ↑，AST 47 U/L ↑，总蛋白 60.1 g/L ↓，白蛋白 36.6 g/L ↓
血脂	TCH 6.17 mmol/L ↑
24 h 尿钾	88.47 mmol（25 ~ 100 mmol）
肾功能	正常
血沉	正常

表 9-2 甲状腺功能检查

项目	T_3 (nmol/L) (1.3~3.1)	T_4 (nmol/L) (66.0~181.0)	rT_3 (ng/mL) (0.31~0.95)	TSH (μIU/mL) (0.27~4.2)	FT_3 (pmol/L) (3.1~6.8)	FT_4 (pmol/L) (12.0~22.0)
检查结果	0.74	53.5	0.220	0.426	1.90	8.88

表 9-3 性六项检查

项目	E2 (pg/mL) (25.8~60.7)	T (ng/mL) (1.93~7.4)	P (ng/mL) (0.05~0.149)	PRL (μIU/mL) (86.0~324.0)	LH (mIU/mL) (1.7~8.6)	FSH (mIU/mL) (1.5~12.4)
检查结果	21.3	0.686	0.492	69.0	0.65	1.84

表 9-4 皮质醇、ACTH 节律

项目	8：00	16：00	24：00
皮质醇（nmol/L）（133 ~ 537）	1398	1159	1181
ACTH（pg/mL）（7.2 ~ 63.3）	270	288.3	297.5

表 9-5   醛固酮、肾素活性

项目	2019 年 2 月 25 日	2019 年 4 月 9 日
醛固酮（pg/mL）	357.89	201
肾素活性 [ng/（mL·h）]	10.69	6.91
A/PRA 比值	3.35	2.91

注：醛固酮普卧 59.5 ~ 173.9 pg/mL，醛固酮普立 65.2 ~ 295.7 pg/mL；血浆肾素活性普卧
0.05 ~ 0.79 ng/（mL·h）；血浆肾素活性普立 0.93 ~ 6.56 ng/（mL·h）。

表 9-6   CT 检查

项目	检查结果
心电图	窦性心律，普遍 T 波低平
心脏超声	左室舒张功能减低，微量心包积液
腹部超声	肝内钙化灶，胆囊壁增厚，肝肾间隙等回声包块
泌尿系超声	左肾点状强回声，考虑结石，膀胱内细密光点堆积，考虑泥沙样结石
骨密度	骨质疏松症，腰椎正侧位片：L1、L4 压缩性骨折

表 9-7   血、尿儿茶酚胺检查

项目	血	24 h 尿
肾上腺素	305.95（0 ~ 100 pg/mL）	> 200（0 ~ 20 μg/d）
去甲肾上腺素	634.72（0 ~ 600 pg/mL）	382.13（0 ~ 90 μg/d）
多巴胺	83.03（0 ~ 100 pg/mL）	564.59（0 ~ 600 μg/d）
尿香草扁桃酸		13.7 mg/24 h（≤ 12.0 mg/24 h）

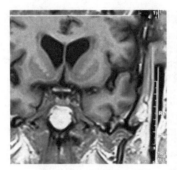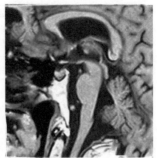

图 9-1　垂体动态增强 MRI 检查

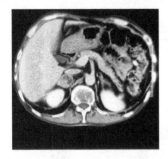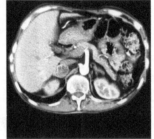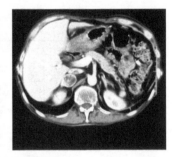

图 9-2　上腹部增强 CT 检查

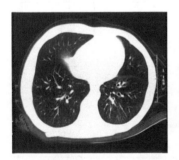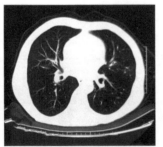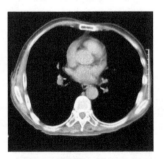

图 9-3　双肺 CT 检查

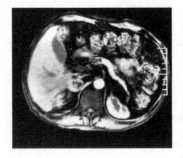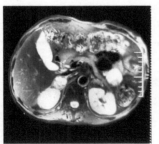

图 9-4　肾上腺增强 CT 检查

【诊断】

①ACTH 依赖性库欣综合征，异位 ACTH 综合征，低钾血症，骨质疏松症，病理性骨折；②右侧肾上腺占位，嗜铬细胞瘤不除外；③ 2 型糖尿病；④肺部感染；⑤脾脏切除术后。

【随访】

术后复查血皮质醇及 ACTH 均降至正常。患者术后 3 个月随访血糖、血压控制良好，目前应用甘精胰岛素 4 U 控制血糖。色素沉着、多汗、便秘等症状均改善。

病例分析

库欣综合征是一种少见病，年发病率为（2 ~ 3）/ 百万人，男女比例为 1∶3，其中 80% 是 ACTH 依赖性的，20% 是肾上腺腺瘤或癌所致。在 ACTH 依赖性库欣综合征中 75% ~ 80% 是库欣综合征，其他为异位 ACTH 综合征和（或）异位 CRH 综合征。该例患者无典型的满月脸、水牛背、向心性肥胖、紫纹、高血压等皮质醇增多的症状，也无典型的发作性头痛、心悸、多汗、阵发性高血压等典型的嗜铬细胞瘤的临床表现。但实验室检查发现存在高皮质醇、高 ACTH 血症，且血、尿儿茶酚胺增加，既支持库欣综合征，亦不除外嗜铬细胞瘤。在排除了肾上腺自主分泌皮质醇的肿瘤和库欣综合征后，该患者考虑异位 ACTH 综合征。异位 ACTH 综合征的常见病因是肺小细胞癌、支气管类癌、胸腺癌、甲状腺髓样癌等，罕见于嗜铬细胞瘤。该患者进一步行 PET - CT 检查及相关血清肿瘤指标后，除肾上腺肿物外，未发现其他可疑病灶，查阅相关文献后发现国内外确有类似病例报道。考虑患者全身状况后，根据指南建议，行肾上腺肿物切除术，术后患者症状缓解，且术后血皮质醇及 ACTH 水平均下降，病理及免疫组化均支持嗜铬细胞瘤所致异位 ACTH 综合征。该病例病情复杂，临床表现不典型，容易误诊，且我院检测手段及影像学检测手段不完善，在诊断上有很大的难度，需临床医生全面、细致了解病史，全面掌握分析检查结果。此类患者围手术期死亡率高，需多个学科协作、规范化、个体化诊治，

笔记

该患者远期疗效尚待观察。

1. 诊断及鉴别诊断分析

患者主要表现为消瘦、乏力、色素沉着等，伴高血糖、高血压、高皮质醇、高 ACTH 血症，合并严重骨质疏松症，严重电解质紊乱，小剂量均未被抑制，据此诊断为 ACTH 依赖性库欣综合征，同时患者有起病急、病情进展快、严重体质消耗、严重低钾血症及碱血症，垂体动态增强 MRI 未见明确占位，故考虑患者异位 ACTH 综合征可能性大。但该患者同时合并左侧肾上腺肿瘤，需要与肾上腺肿瘤引起的库欣综合征、垂体库欣综合征等鉴别。①根据肾上腺增强 MRI 提示病变同侧的非病变部位肾上腺及对侧肾上腺增生，故排除了肾上腺皮质肿瘤自主分泌皮质醇而导致的库欣综合征；②垂体 MRI 未见异常，大剂量地塞米松抑制试验显示未被抑制，故排除了垂体瘤而导致的库欣综合征，因此，异位 ACTH 综合征诊断成立。临床上，寻找异位 ACTH 是难点，可行生长抑素受体显像寻找病灶，限于我院未开展此项目检查，故行 PET-CT，结果显示除右侧肾上腺腺瘤、肺部结节、脑部低密度影外，未发现可疑病灶，行肺部肿瘤标志物及头增强 MRI 等检查后除外肿瘤病灶，因此，根据疾病一元论考虑右侧肾上腺嗜铬细胞瘤合并 ACTH 分泌功能不除外，查阅相关文献，发现确有此类病例报道。

2. 治疗原则

根据库欣综合征治疗原则：在无法确定 ACTH 来源时，且未发现其他可疑病灶，可先处理肾上腺病变或行双侧肾上腺切除，结合该患者高度怀疑 ACTH 来源于肾上腺肿物，故首选手术切除肿瘤。患者于 2019 年 7 月 20 日于当地医院外科行右侧肾上腺肿瘤剥除术（患者经济及医疗报销原因转回当地医院行手术治疗），术前 1 天及术后 3 天给予静脉滴注氢化可的松治疗，后改为口服氢化可的松替代治疗，1 个月后逐渐减量至停药。

3. 术后病理

右肾上腺肿物：肾上腺皮质增厚，局部可见球状带呈结节，髓质明显增多，富含血管，血管分隔胞浆丰富、嗜双色性的细胞。结合免疫组化结果，符

合嗜铬细胞瘤，伴有 ACTH 分泌功能，伴有肾上腺皮质增生。IHC 结果（图
9-5）：肿瘤细胞 CgA（+）；syn（+）；CE（-）；α-inhibin（-）；CD10（-）；
CEA（-）；ACTH（+）；MelanA（-）；CR（-）；ki-67：< 1%（+）。

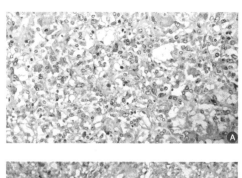

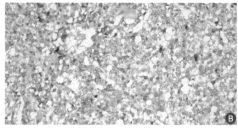

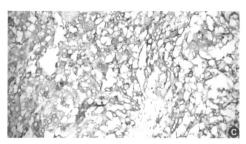

A：HE 染色；B：ACTH（+）；C：CgA（+）。

图 9-5　术后病理

📋 郑宪玲病例点评

异位促肾上腺皮质激素综合征（ectopic adrenocorticotrophic hormone syndrome,
EAS）是一种由于垂体外的肿瘤组织分泌过量 ACTH，刺激肾上腺皮质增生，
从而分泌过多皮质类固醇引起的临床症候群，其发病率很低，在库欣综合征中
所占比例为 10% ~ 20%，因此，既往对于异位 ACTH 综合征的了解相对比较

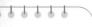
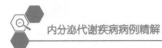

少，其肿瘤来源部位多样，临床表现复杂多变。根据典型的临床表现及内分泌功能测定结果，其诊断相对容易，然而部分患者临床、生化、影像学检查结果并不一致或难以与垂体库欣综合征相鉴别，对于这些患者，除功能试验外，还可进一步行 IPSS 测定 ACTH 水平区别病灶来源于垂体还是外周。

EAS 定性诊断容易，定位诊断较困难，显性肿瘤比较容易，隐性肿瘤很困难。常见的病因依次为小细胞肺癌、支气管类癌、甲状腺髓样癌、胸腺类癌等，也有报道来源于副神经节瘤诱发的 EAS。MRI 与 CT 检查是诊断 EAS 肿瘤、决定是否行手术治疗的重要手段，但仍有部分患者病灶难以发现。大量神经内分泌肿瘤中存在生长抑素受体，分泌 ACTH 的异位肿瘤也是这样，奥曲肽是一种有生物活性的生长抑素的八肽类似物，通过运用同位素 $^{111}T_n$ 标记的奥曲肽能确定 EAS 分泌瘤的原发肿瘤所在位置及一些转移淋巴结的位置。PET-CT 诊断异位 ACTH 的敏感性尚不确定，用于库欣综合征的研究较少，且存在争议。国内外均有报告，临床上诊断异位 ACTH 综合征，但就是找不到肿瘤，尤其是原发肿瘤。

对于恶性程度较低的肿瘤的治疗，关键是将肿瘤彻底切除。如果肿瘤已有转移，也应将原发肿瘤及转移灶尽可能切除干净，手术后再进行局部放疗，必要时加用药物治疗，可以改善疗效，延长患者的存活时间和改善患者的生活质量。因肿瘤病因、种类不同，故治疗取决于肿瘤的类型、定位和分类。如果肿瘤已转移或难以定位、症状严重或首次手术失败的患者，则可行双侧肾上腺切除术或以药物阻断皮质醇合成，并同时对症治疗及纠正低血钾等生化紊乱。双侧肾上腺切除术是快速控制高皮质醇血症的有效方案，但手术会造成永久性肾上腺皮质功能减退而终身需用肾上腺糖皮质激素及盐皮质激素替代治疗，且术后有发生 Nelson 综合征的风险，发生率为 8% ~ 29%，所以双侧肾上腺切除术后应行垂体放射治疗。异位 ACTH 综合征患者在切除原发肿瘤术后 1 周内应尽快进行血皮质醇的检测来评价病情是否环节，如果患者出现明显的肾上腺皮质功能减退症，则应用肾上腺糖皮质激素治疗，病情好转后逐渐减量至停药，一般服药不超过 1 个月，当晨间血皮质醇水平或皮质醇对 ACTH1-24 的反应 > 18 μg/dL（500 nmol/L）时，则可停药。

参考文献

1. GABI J N，MAALI M M，TOVAR Y E，et al.Severe Cushing Syndrome Due to an ACTH-Producing PHeochromocytoma：A case Presentation and Review of the Literature. Journal of the Endocrins Society，2018，2（7）：621-630.

2. 刘成，李卓航，李奎庆，等 . 肾上腺嗜铬细胞瘤引起库欣综合征一例报告并文献复习 . 中华腔镜泌尿外科杂志（电子版），2018，12（3）：168-171.

3. 宋向欣，张宏武，郭艳英，等 . 静止型嗜铬细胞瘤致异位 ACTH 综合征一例 . 中华内科杂志，2019，58（7）：533-536.

（张树杰）

病例 10
自身免疫性多腺体病综合征

病历摘要

【基本信息】

患者，女，13岁。主诉：口干、多饮、多尿10个月余，血糖控制欠佳3个月。

现病史：患者10个月前无明显诱因出现多尿、口干、多饮，食欲亢进，体重下降约3 kg，无明显多汗、怕热、心悸及大便次数增多等，未在意，症状逐渐加重，出现乏力、精神不振，于当地医院就诊化验尿糖（＋＋＋），随机血糖20.65 mmol/L，急查肾功能示血钠133 mmol/L，氯化物91 mmol/L，CO_2 11 mmol/L，于我院住院治疗，诊断为"1型糖尿病（酮症酸中毒）"，给予补液、纠正电解质紊乱、小剂量胰岛素静脉泵入控制血糖后症状缓解出院。出院后使用地特胰岛素（12 U）联合门冬胰岛素（早10 U，中8 U，晚8 U）皮下注射控制血糖，患者自诉在家血糖控制不理想，忽高忽低。3 个月前患者开始间断出现低血糖症状，自测血糖最低 1.7 mmol/L，于半月前自行停用胰岛素，5 天前患者诉血糖再次升高，加大胰岛素剂量后血糖控制仍差，目前胰岛素用量：地特胰岛素（14 U）联合门冬胰岛素（早 13 U，中 13 U，晚 13 U）皮下注射。患者自发病以来，神志清，精神可，饮食、睡眠可，大小便正常，体重下降约 3 kg。既往体健。

【体格检查】

体温 36.4 ℃，脉搏 80 次 / 分，呼吸 20 次 / 分，血压 121/75 mmHg，身高 150 cm，体重 50 kg，BMI 22.22 kg/cm²。青少年女性，发育正常，营养可，神志清，自主体位，查体合作，全身皮肤略黑，咽部无充血，扁桃体无肿大。颈部甲状腺Ⅰ度肿大，无触痛，未触及明显结节，未闻及明显血管杂音。心肺腹未见明显异常，病理征阴性。

【辅助检查】

（1）入院前门诊检查

生化全项：总胆固醇 6.47 mmol/L，血糖 19.02 mmol/L，低密度脂蛋白 3.45 mmol/L；餐后 2 h 血糖 26.5 mmol/L；糖化血红蛋白 16.8%；尿常规：酮体（＋），葡萄糖（＋＋＋＋）。

（2）入院后完善相关检查

血常规、尿常规、大便常规 + 潜血均未见明显异常。

甲状腺功能：FT₃ 4.82 pmol/L，FT₄ 9.83 pmol/L，TSH 6.09 mIU/L；TPO–Ab 451.8 IU/mL（< 9 IU/mL），TGAb 0.9 IU/mL（< 4.9 IU/mL）。

胰岛功能：餐前 C 肽 2.32 ng/mL（0.5 ～ 3.2 ng/mL）、胰岛素 8.72 μIU/mL（0.7 ～ 25 μIU/mL）；餐后 C 肽 3.29 ng/mL（2.68 ～ 14.78 ng/mL）、胰岛素 10.05 μIU/mL（9.93 ～ 124.4 μIU/mL）。胰岛抗体：ICA（–），GAD（–），IAA（–）。皮质醇：早晨（8：00）57.23 ng/mL（50 ～ 230 ng/mL），下午（16：00）14.10 ng/mL（30 ～ 150 ng/mL）。

内分泌 6 项：PRL 18.66 ng/mL，孕酮 0.42 ng/mL，睾酮 0.46 ng/mL，LH 7.15 mIU/mL，FSH 5.75 mIU/mL，雌二醇 59 pg/mL；复查 TSH 16.30 mIU/L。生长激素：5.84 ng/mL（未激发）。25- 羟基总维生素 D 12.7 ng/mL（> 30 ng/mL）。PTH

15.8 pg/mL（12~88 pg/mL）。ACTH 58 pg/mL（10.1~57.6 pg/mL）。

甲状腺超声：甲状腺肿大伴回声不均及丰富血流，考虑甲亢？桥本甲状腺炎？建议结合实验室检查。

肾上腺 CT 平扫：双侧肾上腺 CT 未见异常，符合肝内胆管结石。

垂体 MRI：垂体形态饱满，青春期表现，建议结合临床，必要时动态强化扫描。

子宫＋双侧附件 B 超：盆腔少量积液。垂体 MRI：垂体右翼膨隆并异常强化（大小 0.6 cm×0.9 cm×0.8 cm），垂体瘤可能性大。

甲状腺双叶针吸病检：桥本甲状腺炎。

【诊断】

（1）诊断结果

①自身免疫性多内分泌腺病综合征 II 型（APS-II 型）；②1 型糖尿病；③亚临床甲状腺功能减退症（桥本甲状腺炎）；④原发性肾上腺皮质功能减退症；⑤垂体瘤；⑥维生素 D 缺乏症。

（2）鉴别诊断

自身免疫性多内分泌腺病综合征 I 型（autoimmumepol yendocrinopathy syndrome type I，APS-I 型）通常在婴幼儿起病，临床表现为原发性肾上腺皮质功能减退、皮肤黏膜念珠菌病和甲状旁腺功能减退，三者中存在其中两者即可诊断为 APS-I。

自身免疫性多内分泌腺病综合征 III 型（APS-III 型），即自身免疫性甲状腺疾病（autoimmune thyroid disease，AITD）＋其他自身免疫性疾病，除外自身免疫性肾上腺皮质功能减退症、甲状旁腺功能减退症和慢性皮肤黏膜念珠菌病，AITD 中最常见为桥本甲状腺炎，其次为毒性弥漫性甲状腺肿（Grave's 病）。

【诊疗经过】

1 型糖尿病：患者入院时给予地特胰岛素（14 U）联合门冬胰岛素（早 13 U，中 13 U，晚 13 U），三餐前皮下注射，但是患者住院期间血糖波动较大，住院第 8 天开始加用二甲双胍 0.5 g（3 次/日），与胰岛素连用，可增强胰岛素敏感性，并且可以减少胰岛素剂量，患者使用后，血糖明显较前平稳，出院时胰岛素用量减为地特胰岛素 12 U 睡前皮下注射，门冬胰岛素（早 6.5 U，中 6.5 U，晚 6.5 U）三餐前皮下注射。

亚临床甲状腺功能减退症：起始给予优甲乐 12.5 μg/d。

原发性肾上腺皮质功能减退症：患者目前尚无肾上腺皮质功能减退的临床症状，故暂时不给予激素替代治疗，定期复查。

【随访】

患者出院后 3 个月经电话随访，目前胰岛素用量：地特胰岛素（10 U）联合门冬胰岛素（早 6 U，中 6 U，晚 5 U）三餐前皮下注射；血糖控制可（餐前血糖 6.2 mmol/L，餐后血糖 7.6 mmol/L），未再发生低血糖；左甲状腺素钠片：25 μg/d。

病例分析

结合该患者的临床特点：青少年女性，10 个月前因为无明显诱因的口干、多饮、多尿在我院诊断为"1 型糖尿病（酮症酸中毒）"，出院后一直使用地特胰岛素联合门冬胰岛素降糖治疗，血糖控制不佳，波动较大，故诊断 1 型糖尿病明确。该患者入院后多次查甲状腺功能示 TSH 升高，血脂异常、TPO-Ab 明显升高，甲状腺超声示甲状腺肿大伴回声不均及丰富血流（①甲亢？②桥本甲状腺炎？建议结合实验室检查），甲状腺穿刺示桥本甲状腺炎，故诊断桥本甲状腺炎明确。

患者入院查体全身皮肤略黑，完善皮质醇检查示 8：00 在正常下限范围，16：00 皮质醇明显低于正常，ACTH 高于正常，肾上腺 CT 未见明显异常，垂体 MRI 示垂体右翼膨隆并异常强化（大小 0.6 cm×0.9 cm×0.8 cm），垂体瘤可能性大，故考虑原发性肾上腺皮质功能减退症可能。该患者合并有 1 型糖尿病、桥本甲状腺及原发性肾上腺皮质功能减退症等疾病，符合 APS-Ⅱ型的诊断标准。

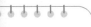

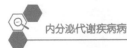 张光珍病例点评

　　APS 是一组包括多个内分泌器官和非内分泌器官自身免疫疾病的综合征。临床表现复杂多变，主要分为 APS-Ⅰ型、APS-Ⅱ型和 X 性连锁的免疫紊乱 - 多内分泌病 - 肠病（X-linked immune dysfunction-polyendocrinopathy，IPEX）综合征，其中 APS-Ⅰ和 APS-Ⅱ均以 Addison 病为主要疾病组成成分。

　　APS-Ⅰ型，亦被称为自身免疫多内分泌腺病 - 念珠菌病 - 外胚层营养不良综合征（autoimmune polyendocrinopathy-candidiasis-ectoderm dystrophy，APECED），是一种罕见的常染色体隐性遗传病。PAS-Ⅰ型通常在儿童期或青春期早期发病，典型临床表现为慢性皮肤黏膜念珠菌病、甲状旁腺功能减退和原发性肾上腺皮质功能减退症（Addison 病）。APS-Ⅱ型的组成成分虽然有许多疾病与 APS-Ⅰ型相同，但主要受累的内分泌腺与后者不同，即主要累及肾上腺和甲状腺，表现为自身免疫性功能减低和 1 型糖尿病。APS-Ⅱ型为多基因遗传性疾病，无法根治。治疗措施包括激素替代治疗、干预治疗、激素反馈治疗和对症治疗。

　　本例患者用激素替代和对症治疗后随访追踪病情稳定。由于 APS-Ⅱ型的各个疾病组成成分可发生于任何年龄段，故长期的随访追踪是必需而且必要的。在疾病的临床症状出现之前发现多器官的自身免疫性疾病能够最大限度地降低该病的患病率和死亡率。

参考文献

1. ORLOVA E M, SOZAEVA L S, KAREVA M A, et al.Expanding the Phenotypic and Genotypic Landscape of Autoimmune Polyendocrine Syndrome Type 1. J Clin Endocrinol Metab,2017,102（9）3546-3556.

2. FERRE E M, ROSE S R, ROSENZWEIG S D, et al.Redefined clinical features and diagnostic criteria in autoimmune polyendocrinopathy-candidiasisectodermal dystrophy. JCI Insight, 2016, 1（13）：e88782.

3. 廖二元，超楚生 . 内分泌学 . 北京：人民卫生出版社，2007，1280.

（章慧玲）

病例 11
遗传性胰岛素抵抗综合征

病历摘要

【基本信息】

患者，男，13岁。主诉：睡眠打鼾1年，发现扁桃体肥大半年，收入我院耳鼻喉科。

现病史：术前耳鼻喉科完善相关检查，发现异常结果：肝肾功能＋血脂 CO_2 19.3 mmol/L，葡萄糖 8.95 mmol/L。尿常规：酮体（＋），隐血（＋），葡萄糖（＋＋＋）。于我科会诊后转入我科。患者为第二胎第1产，出生体重 3100 g，足月，因为胎位不正难产行剖宫产，有宫内窘迫，无生后窒息史。自出生皮肤粗糙、毛发卷曲、浓密、体毛多、皮肤黑。新生儿期体健，母乳喂养。4个月出牙、4个月抬头、6个月会坐、1岁会走，4岁前开始换牙、牙列不齐，智力及体力发育与同龄儿童相比正常。4岁时发现皮肤黑逐渐加重，以颈部、双侧腋窝、肘窝、腹股沟、腘窝为著，皮肤多毛主要分布于颈背部及四肢。2011 年患者因为皮肤逐渐变黑就诊于北京某医院，入院后完善相关检查，OGTT 和 C 肽、胰岛素释放试验结果示服糖前后血糖水平尚正常，但胰岛素及 C 肽明显升高（胰岛素＞ 1000 μIU/mL）。垂体 MRI 示松果体囊肿。皮肤活检病理报告：（腋下）送检皮肤，表皮角化过度，棘细胞层不规则增厚，表皮疣状突起，基底层无色素沉着，真皮乳头向上突起，突起乳头顶部及侧面表皮变薄，真皮浅层小血管周散在淋巴细胞浸润，较符合黑棘皮病。

既往史：无糖尿病病史，自幼发现"先天性心脏病"病史，未治疗；父母非近亲结婚，有 1 个弟弟，均体健。

【体格检查】

体温 36.6 ℃，脉搏 100 次 / 分，呼吸 20 次 / 分，血压 116/74 mmHg，身高 150.7 cm（–2SD ～ –1SD），体重 33.9 kg（–2SD ～ –1SD），BMI 14.9 kg/m²。营养欠佳，体型消瘦匀称，智力正常，神志清，精神可，全身皮肤黑伴多毛，主要分布于颈部、双侧腋窝、腘窝、腹股沟、外生殖器、脐窝等皮肤皱褶处，全身可见黑棘皮，全身皮肤、黏膜无出血点，皮肤松弛，双眼窝无凹陷，口腭部突出，唇肥厚，舌体肥大，伸舌居中，双侧扁桃体Ⅲ度大，声音无嘶哑，耳郭大，低耳，外耳道通畅，无异常分泌物。心腹查体未见明显异常，心前区无隆起，心率 100 次 / 分，律齐，心前区可闻及Ⅱ /6 级收缩期杂音。四肢无水肿。外生殖器呈过度发育型，睾丸容积＞ 25 mL，未见阴毛腋毛。神经系统查体未见异常。

【辅助检查】

血常规，大便常规＋潜血，甲状腺功能三项未见异常。皮质醇：54.04 ng/mL（0：00），228.14 ng/mL（8：00），88.02 ng/mL（16：00）；尿皮质醇 110.73 μg/24 h；ACTH 89.04 pg/mL。

内分泌六项：PRL 17.33 ng/mL，Pro 0.53 ng/mL，T 6.54 ng/mL，LH 7.63 mIU/mL，FSH 10.12 mIU/mL，E2 29 pg/mL。IGF–1 127.63 ng/mL；GH（未激发）1.42 ng/mL。尿蛋白定量 225.4 mg/24 h；糖化血红蛋白 8.6%。胰岛细胞自身抗体 ICA（–）、GAD（–）、IAA（–）。胰岛功能检测：空腹血糖 9.8 mmol/L、餐后 30 min 血糖

13.6 mmol/L、餐后 1 h 血糖 17.9 mmol/L、餐后 2 h 血糖 18.5 mmol/L、餐后 3 h 血糖 16.3 mmol/L；空腹 C 肽 5.67 ng/mL、餐后 30 min C 肽 18.7 ng/mL、餐后 1 h C 肽 5.63 ng/mL、餐后 2 h C 肽 8.67 ng/mL、餐后 3 h C 肽 8.45 ng/mL；空腹胰岛素 328.36 μIU/mL、餐后 30 min 胰岛素 327.83 μIU/mL、餐后 1 h 胰岛素 323.57 μIU/mL、餐后 2 h 胰岛素 327.99 μIU/mL、餐后 3 h 胰岛素 324.83 μIU/mL。眼底造影大致正常。

心脏彩超：卵圆孔未闭；三尖瓣轻度反流；房间隔中部可见斜行回声中断约 3.2 mm，建议随诊。睾丸附睾超声：双侧睾丸内多发强回声光点（考虑微石症可能）；双侧阴囊内少量积液。颅脑 MRI：松果体区囊肿；腺样体增厚。垂体强化 MRI：垂体偏下部线样异常信号；左侧鼻甲肥大。肝胆 MRI：脾脏、双肾体积增大；左肾多发囊肿；脾前结节样异常信号，考虑副脾结节。

人体成分分析体脂百分比 9%。腹部超声、泌尿系超声、双下肢血管超声均未见异常。已经对患者及其父母、弟弟进行胰岛素受体（INSR）基因全套外显子基因测序筛查，结果暂时未回。

【诊断】

（1）诊断结果

①遗传性胰岛素抵抗综合征（Rabson-Mendenhall 综合征）；②黑棘皮病；③儿童阻塞性睡眠呼吸暂停低通气综合征；④慢性扁桃体炎；⑤先天性心脏病（卵圆孔未闭）；⑥松果体囊肿。

（2）诊断依据

①既往有高胰岛素血症、黑棘皮、先天性心脏病的病史。②特殊面容：低耳、厚唇、塌鼻、多毛，黑棘皮，牙发育异常，松果体增生，指甲肥厚，生殖器肥大，腹部膨隆、皮下脂肪减少等。③严重的高血糖：入院后监测血糖空腹血糖 5 ~ 10 mmol/L，餐后血糖 16 ~ 22 mmol/L。④高胰岛素血症：2011 年北京某医院 OGTT 和 C 肽、胰岛素释放试验结果显示服糖前后血糖水平尚正常，但胰岛素及 C 肽明显升高。此次入院行 OGTT 和 C 肽、胰岛素释放试验结果显示服糖前后血糖水平、C 肽、胰岛素均明显升高。故诊断高胰岛素血症成立。

（3）鉴别诊断

矮妖精貌综合征（donohue's syndrome）：1954 年首次由 Donohue 报道，由于出生时身材矮小，有特殊面容，似爱尔兰神话中的妖精面容而得名。主要特征为严重的宫内发育迟缓，妖精面容（眼距宽、低位耳、厚唇、塌鼻），同时还伴有高胰岛素血症、糖调节受损、多毛、黑棘皮、皮下脂肪减少等表现。大多数患儿在 2 岁前由于胰岛 β 细胞功能衰竭，导致酮症酸中毒和各种并发症而死亡。

A 型胰岛素抵抗综合征：以严重的胰岛素抵抗、黑棘皮、高雄激素血症为特点的一类综合征，多见于青年女性，受累女性可表现为明显的男性化或多毛症、闭经及不孕，而卵巢可显示出卵泡膜细胞增殖的变化，不伴有肥胖，糖尿病一般不重，可存活至成年后。

B 型胰岛素抵抗综合征（type B insulin resistance syndrome，TBIR）：由 Kahn 等于 1976 年首次报道，该病是一种少见疾病，由于体内存在抗胰岛素受体自身抗体而引起的一种临床综合征。常发生于系统性红斑狼疮（systemic lupus erythematosus，SLE）等自身免疫性疾病的患者，主要表现为血糖稳态的异常，从极度的胰岛素抵抗和症状性高血糖到威胁生命的低血糖。常伴有黑棘皮、高雄激素血症和多囊卵巢等胰岛素抵抗表现。

【诊疗经过】

患者入院后，空腹血糖波动为 5 ~ 10 mmol/L，餐后血糖波动为 16 ~ 22 mmol/L。给予胰岛素泵持续皮下泵入联合二甲双胍 0.5 g（3 次 / 日）降糖治疗，血糖控制稳定后转入耳鼻喉科行扁桃体 + 腺样体切除手术。术后请我科会诊，停用胰岛素泵后给予门冬胰岛素 30（早 18 U，晚 16 U）联合二甲双胍 0.5 g（3 次 / 日）降糖治疗至出院。

【随访】

出院 1 个月后患者回院复查，目前使用门冬胰岛素 30（早 10 U，晚 8 U）联合二甲双胍 0.5 g（3 次 / 日），餐前血糖控制在 6 ~ 7 mmol/L，餐后 2 h 血糖控制在 8 ~ 9 mmol/L。

病例分析

Rabson-Mendenhall 综合征（RMS）最早由 Rabson 和 Mendenhall 于 1956 年在 3 个兄弟姐妹中发现，是一种罕见的遗传性胰岛素抵抗综合征，主要以严重的胰岛素抵抗为特征，伴有多毛、黑棘皮、牙发育异常、松果体增生、指甲肥厚、生殖器肥大、腹部膨隆等。RMS 是由于胰岛素受体基因突变引起的单基因遗传病，呈常染色体隐性遗传。胰岛素受体基因的突变使得 RMS 患者体内胰岛素无法与其受体结合并发挥正常生理作用，从而造成的严重的胰岛素抵抗。RMS 发病初期，β 细胞代偿性的分泌亢进，同时由于存在胰岛素清除障碍，血胰岛素水平极度升高，而其空腹血糖往往较低，目前认为与其肝糖输出受抑制有关。相反，胰岛素刺激的外周组织对葡萄糖的利用明显受阻，因此患者早期即存在餐后高血糖。随着病情的进展，血胰岛素水平进行性下降，这与胰岛素信号转导障碍造成的 β 细胞分泌功能缺陷有关。胰岛素水平的迅速下降使其对肝糖释放及脂肪酸氧化的抑制能力减弱，导致了持续的高血糖及顽固的酮症。患者对内源性或外源性的胰岛素均缺乏反应，多在青春期死于糖尿病诱发的酮症酸中毒和反复的感染。

张光珍病例点评

临床上经常遇到高血糖、高胰岛素血症的患者，除了考虑 2 型糖尿病以外，还应想到其他一些少见的高胰岛素血症的原因。特别是此患者还合并特殊面容，联合基因检测，诊断 RMS 不难。由于原发性的胰岛素受体缺陷，RMS 治疗较为棘手，高剂量胰岛素和二甲双胍已用于胰岛素抵抗综合征患者。较新进展，rhIGF-1 也可改善 Rabson-Mendenhall 综合征患者的血糖水平。有报道指出，通过胰岛素泵持续皮下注射 rhIGF-1 较单次注射更有利。目前在治疗方面虽然尚无特异性疗法，但控制胰岛素抵抗造成的代谢紊乱，积极对症处理患者的并发症，是改善临床症状的重要途径。

61

参考文献

1. RABSON S M，MENDENHALL E N.Familial hypertrophy of pineal body，hyperplasia of adrenal cortex and diabetes mellitus；report of 3 cases.Am J Clin Pathol，1956，26（3）：283-90.

2. ALAEI M R，MIRJAVADI S A，SHIARI R.RABSON-MENDENHALL SYNDROME：A CASE REPORT. Iranian Journal of Child Neurology，2010（No.1）：49-52.

3. ATABEK M E，PIRGON O.Some effect of metformin on insulin resistance in an infant with leprechaunism.J Pediatr Endocrinol Metab，2006，19（10）：1257-1261.

4. PLAMPER M，GOHLKE B，SCHREINER F，et al.Mecasermin in Insulin Receptor-Related Severe Insulin Resistance Syndromes：Case Report and Review of the Literature.Int J Mol Sci，2018，19（5）：1268.

5. WEBER D R，STANESCU D E，SEMPLE R，et al.Continuous subcutaneous IGF-1 therapy via insulin pump in a patient with Donohue syndrome.J Pediatr Endocrinol Metab，2014，27（11-12）：1237-1241.

（章慧玲）

病例 12
2 型糖尿病伴高危心血管风险

病历摘要

【基本信息】

患者，女，70 岁。主诉：发现血糖升高 15 年，血糖波动 1 个月。

现病史：2004 年患者体检发现空腹血糖波动在 7 ~ 8 mmol/L，当时伴口干多饮消瘦，未就诊治疗。2006 年患者检测空腹血糖在 8 ~ 10 mmol/L，至外院就诊，始用格列美脲 2 mg（每早 1 片，口服）联合二甲双胍缓释片 0.5 g（早晚各 1 片，口服）。2015 年患者体检示空腹血糖 11.6 mmol/L，外院停口服药，改精蛋白生物合成人胰岛素注射液（预混 30R）（早 22 U，晚 22 U），皮下注射，后根据血糖逐渐调整胰岛素剂量为精蛋白生物合成人胰岛素注射液（预混 30R）（早 28 U，晚 20 U），皮下注射。方案沿用至 2019 年 5 月 20 日就诊前，近 1 个月测得空腹血糖 10 ~ 11 mmol/L，故至我科调整降糖方案。近期患者自诉稍有口干多饮，偶有少量泡沫尿、偶有双下肢麻木，无消瘦乏力，无头晕头痛，无胸闷胸痛，无腹痛吐泻等不适。目前患者稍有口干多饮，少量泡沫尿，

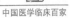

胃纳可，夜寐安，大便调。

既往史：高血压病史 10 年，最高血压 208/110 mmHg，服用苯磺酸氨氯地平 5 mg（每早 1 片，口服）联合氯沙坦钾 100 mg（每早 1 片，口服）降压，平素血压控制可。非酒精性脂肪肝病史数年、肝硬化代偿期病史 3 年，未用药。否认冠心病、慢性支气管炎、哮喘等其他慢性内科疾病史。否认肝炎、结核等传染疾病史。否认手术史和外伤史。否认输血史。否认药物、食物过敏史。否认疫水疫区接触史。否认有毒有害物质接触史。否认烟酒史。否认冶游史。已绝经。已婚已育，育有 1 个儿子和 1 个女儿，子女均体健。否认家族性遗传病史。

【体格检查】

体温 36.5 ℃，脉搏 80 次 / 分，呼吸 18 次 / 分，血压 136/86 mmHg，身高 159 cm，体重 67 kg，BMI 26.5 kg/m²。TCSS 评分 4 分。神志清，精神可，发育正常，自主体位，形体偏胖，步入病房，体检合作，应答切题，全身皮肤色泽正常，皮肤无瘀点、紫癜、瘀斑，全身未触及浅表肿大的淋巴结，正常头颅，巩膜无黄染，双瞳等大等圆，对光反射存在，双眼睑无下垂，眼震（－）。口唇淡红，鼻唇沟对称，伸舌居中，双扁（－）。颈软，无颈静脉怒张，甲状腺未及肿大，气管居中，心前区外观无隆起，心界正常范围，心率 80 次 / 分，心律齐，未及早搏，各瓣膜区未闻及病理性杂音。胸廓无畸形，呼吸运动双侧对称，胸部叩诊呈清音，呼吸音及语音传导两侧对称，呼吸音清，未闻及明显干、湿性啰音。腹平软，肝脾肋下未及，墨氏征（－），阑尾点无压痛，移浊（－），肝区无叩痛，肾叩痛（－），肠鸣音存在无亢。四肢肌力、肌张力正常对称。病理反射未引出。双下肢无水肿。

【辅助检查】

糖化血红蛋白 8.2%；糖化血清白蛋白比值 23.25%。空腹葡萄糖 10.2 mmol/L；2 h 葡萄糖 16.7 mmol/L。空腹 C 肽 0.895 nmol/L，2 h C 肽 1.720 nmol/L。三酰甘油 2.33 mmol/L；总胆固醇 3.88 mmol/L；高密度脂蛋白胆固醇 0.81 mmol/L；低密度脂蛋白胆固醇 1.60 mmol/L。磷酸肌酸激酶 27 U/L；肌酸激酶同工酶 9 U/L，肌红蛋白 59.7 ng/mL；肌钙蛋白 I 0.020 ng/mL；B 型钠尿肽

笔记

176.0 pg/mL。丙氨酸氨基转移酶 50 U/L；天门冬氨酸氨基转移酶 47 U/L； γ－谷氨酰基转肽酶 80 U/L；碱性磷酸酶 95 U/L；总胆红素 26.1 μmol/L；直接胆红素 6.0 μmol/L；间接胆红素 20.1 μmol/L；白蛋白 39.1 g/L。尿素 4.99 mmol/L；肌酐 49 μmol/L；肾小球滤过率（改良 MDRD）109.1 mL/（min·1.73 m^2）；尿酸 230 μmol/L。电解质：正常。肝病自身抗体：抗核骨架蛋白抗体（±）弱阳性；其余阴性。甲肝（－）；乙肝（－）；丙肝（－）；丁肝（－）；戊肝（－）。甲状腺激素、性激素、肾上腺激素未见异常。肿瘤指标：CA19–9 85.48 U/mL ↑；CA 50 87.92 U/mL ↑；CEA 5.68 ng/mL ↑；余阴性。血常规：白细胞 3.22 × 10^9/L ↓；中性粒细胞 1.86 × 10^9/L ↓；血小板 86 × 10^9/L ↓；红细胞 4.63 × 10^{12}/L；血红蛋白 137 g/L；中性粒细胞 57.80%；淋巴细胞 34.80%。凝血酶原时间 12.1 秒；尿 MA/CR 阴性。

心电图：窦性心律；左心室肥大伴劳损；ST–T 改变。胸部 CT 平扫：①两肺轻度间质性改变，两肺下叶基底段少许慢性炎症，右肺中叶部分肺不张。②冠脉左前降支见条状钙化灶，符合动脉硬化。上腹部 CT 增强：①肝硬化、脾肿大，门脉高压伴胃底静脉曲张。②肝脏多发囊肿。③胆囊炎，胆囊多发结石。④双肾多发囊肿，左侧肾盏结石。心超 + EF：左房增大，左室壁增厚，左室流出道未见明显梗阻征象，二尖瓣后叶瓣环钙化伴轻中度反流，主动脉瓣钙化，左室舒张功能减退，EF 58%。颈动脉超声：双侧颈动脉血流通畅。下肢动脉超声：双侧下肢动脉血流动力学未见明显异常。神经传导速度：双侧正中神经 SCV 减慢；双侧正中神经 MCV 减慢。

【诊断】

①2 型糖尿病；②高血压病 3 级（很高危）；③高脂血症；④非酒精性脂肪肝伴肝硬化 。

【诊断经过】

降血糖：二甲双胍 0.5 g，2 次 / 日，1 片 / 次，口服；精蛋白生物合成人胰岛素注射液（预混 30R）（早 26 U，晚 20 U），皮下注射。降血压：苯磺酸氨氯地平 5 mg，2 次 / 日，1 粒 / 次，口服；氯沙坦钾 100 mg，1 次 / 日，1 粒 / 次，口服。调节血脂：非诺贝特 160 mg，1 粒 / 日，口服。控制体重：保持每日活动量，运动手环记录，每日活动 8000 ~ 10000 步。改善生活方式：限制饮食

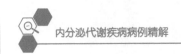
热卡（1500 kcal/d）：提供食谱。

【随访】

调整综合治疗方案后，患者血糖逐步下降，随后门诊随访血糖监测报告示：空腹血糖维持在 6 ~ 7 mmol/L，餐后 2 h 血糖维持在 8 ~ 10 mmol/L，血压波动在 130 ~ 140/80 mmHg，复查三酰甘油 1.7 mmol/L，低密度脂蛋白 1.9 mmol/L。

病例分析

患者老年女性伴超重，糖尿病病程较长，但仍具有一定胰岛功能，结合患者的理化指标，考虑该患者属于 2 型糖尿病。由于患者高龄，且多种代谢指标异常（高血糖、高血压病、高脂血症、超重），其具有动脉粥样硬化性心血管疾病极高危风险。虽然患者目前无心肌缺血的症状表现，但鉴于患者糖尿病病程长（大于 10 年），且糖尿病患者发生冠心病常无症状，建议患者可以考虑行冠状动脉 CTA 排查无症状心肌缺血，患者拒绝该检查。

有研究表明，随着糖化血红蛋白水平的升高，发生 CVD 的危险性相对增加，而强化降糖治疗能降低患者的心肌梗死发生率和总死亡率，所以在控制血糖的同时，控制体重、血脂、血压、抗血小板治疗等全面降低患者心血管疾病的危险因素，将有助于延缓慢性并发症的发生发展。但对于糖尿病病程较长，已经患有心血管疾病或处于极高危风险的人群，建议糖化血红蛋白 ≤ 7.5%，减少低血糖风险，因为这类患者发生或再次发生心血管疾病风险明显增加。

考虑到患者目前胰岛素用量较大，且糖化血红蛋白控制不达标，结合降糖药物作用机制、低血糖风险及心血管获益的循证医学证据，建议患者停用胰岛素，改用双胍类、SGLT-2 抑制剂、GLP-1 类似物的双药联合使用，但患者顾虑后两者的费用负担，拒绝使用 SGLT-2 抑制剂与 GLP-1 类似物。继而我们推荐患者可以考虑双胍类药物联合 α-糖苷酶抑制剂或 DPP-Ⅳ 抑制剂，因为后两类药物既不导致明显低血糖，亦不增加心血管疾病风险，患者对于多种口服降糖药联用心存顾虑，难以接受。故在原有的预混胰岛素治疗基础上，暂时增加一种口服降糖药治疗（参照指南、结合患者肝肾功能等理化指标，兼顾患者经济负担，选择二甲双胍），并对患者饮食量、饮食结构、活动状态进行调整，通过血糖监测，观察到患者的空腹血糖、餐后血糖逐步下降，且并未发生低血糖，在后续随访中根据患者监测血糖结果逐渐减少预混胰岛素的剂量，最终过渡到基础胰岛素联合二甲双胍治疗。为降低患者心血管疾病风险，同时调整降压及降脂药物，加强血压、血脂的控制。由于该患者目前肝硬化伴血小板偏低、脾肿大、胃底静脉曲张，对于其是否采用拜阿司匹林抗血小板聚集仍有待商榷。

📋 陶枫病例点评

    该病例的诊治过程，很好诠释了"以患者为中心"的诊治原则。随着对糖尿病发病机制了解的深入，新型的降糖药物不断问世和心血管获益结局的临床研究结果的发布，我们有了更多更有效的治疗手段。临床医生也常常会推荐"最佳方案"给患者。但是，作为一种慢性疾病，糖尿病患者不仅仅需要治疗，更需要管理。有效管理的核心在于患者能够接受并坚持一种有效的治疗方案。在降糖目标的制订上，充分考虑了患者的疾病特征和合并疾病，先设定了一个低血糖风险较低的目标值；在设计降糖方案时，既考虑了心血管疾病、肾病、低血糖、体重等医学因素，又充分考虑患者的主观意愿，加入非药物生活干预方式，使得患者的血糖能够最终得到控制。在方案中，不局限于血糖的管理，更考虑到心血管等危险因素的综合管理。慢性病的管理，关键在于危险因素得到有效控制和患者能够长期坚持，"最佳方案"并不一定是患者的适宜方案，新药不一定就是最佳选择，二甲双胍尽管是个老药，合理搭配也能很好有效地服务患者。这个病案就是一个很好的案例。

参考文献

1. 中华医学会心血管病学分会流行病学组，中国医师协会心血管内科医师分会，中国老年学学会心脑血管病专业委员会.糖代谢异常与动脉粥样硬化性心血管疾病临床诊断和治疗指南.中华心血管病杂志，2015，43（6）：488-506.

2. 中华医学会内分泌学分会.中国成人 2 型糖尿病 HbA1c 控制目标的专家共识.中华内分泌代谢杂志，2011，27（5）：371-374.

3. 中华医学会糖尿病学分会.中国 2 型糖尿病防治指南（2017 版）.中华糖尿病杂志，2018，10（1）：4-67.

（金 昕）

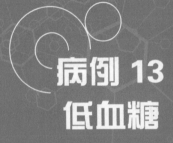

病例 13
低血糖

病历摘要

【基本信息】

患者，女，33岁。主诉：反复头晕、意识障碍14年。

现病史：患者自19岁开始无明显诱因反复出现头晕，伴全身乏力、头痛、面色苍白，严重时意识丧失（每年2～3次，3～5 min后意识可自行恢复），否认心悸、手抖、出汗等伴随症状，自诉多于夏季、运动后或人多闷热处发作，发作时间与进餐关系不详，每年发作10次以上（具体次数不详），进食或休息后可逐渐缓解，血糖不详，未诊治。近14年来发作频率及症状无明显加重。2019年1月体检时查空腹血糖2.9 mmol/L，当时无自觉不适症状；后行3 h口服75 g葡萄糖耐量试验（表13–1）。

表 13-1 葡萄糖耐量试验

项目	0 h	1 h	2 h	3 h
Glu（mmol/L）	3.02	3.35	3.02	2.68
INS（μIU/mL）	12.06	54.63	21.06	12.72
C-P（ng/mL）	1.81	7.55	5.02	4.06

病程中患者自觉记忆力减退、反应变慢，平素易疲倦瞌睡，胃纳可，大小便正常，近 1 个月体重明显增加（从 42 kg 增加至 52.5 kg）。否认磺脲类药物、外源性胰岛素、不明成分保健品应用史。

既往史、月经史、婚育史无特殊。

个人史：足月顺产，出生体重约 3 kg。

家族史：姐姐出生体重约 3 kg，30 余岁孕期时查血糖 1.9 mmol/L，此后多次体检查空腹血糖 3 mmol/L。母亲 30 余岁时曾出现心慌、大汗，诊断"低血糖"，"补液"后好转，此后规律进餐，未再出现类似症状。外祖母饥饿时易出现"心慌、乏力"，血糖不详。

【体格检查】

血压 100/60 mmHg，呼吸 65 次 / 分，BMI 22.13 kg/m²。神志清，心肺腹未见明显异常，双下肢不肿。

【辅助检查】

血常规、尿常规、便常规＋潜血（－）、肝肾功能均无异常。糖化血红蛋白 4.1%。IAA 阴性。住院期间患者两次于空腹 10 h 出现头晕，不伴心慌、手抖等不适，查即刻 Glu、INS、C-P、PINS（表 13-2）。血氨 34 μmol/L（正常值：11 ~ 32 μmol/L），行高蛋白负荷试验（表 13-3）。

表 13-2 入院后葡萄糖耐量试验

Glu (mmol/L)	INS (μIU/mL)	C-P (ng/mL)	PINS (pg/mL)
2.3	3.6	0.88	129
2.6	4.5	0.52	119

笔记

表 13-3　高蛋白负荷试验

项目	0 h	0.5 h	1 h	2 h	3 h
Glu（mmol/L）	3.5	3.4	3.5	3.4	3.3
INS（μIU/mL）	10.1	19.34	10.50	6.48	11.08
血氨（μmol/L）	37	33	37	41	35

　　GCK 基因 Sanger 测序，结果提示 *GCK* 第 3 号外显子杂合错义突变（c.269A > G p.K90R）（图 13-1），进一步对其姐姐、母亲、父亲进行家系验证，结果提示姐姐、母亲存在相同位点突变，父亲未检测到此突变。胰腺增强 + 灌注 CT、胰腺增强 MRI、奥曲肽显像、68 ga-Exendin-4-PET/CT 均未见胰腺占位。

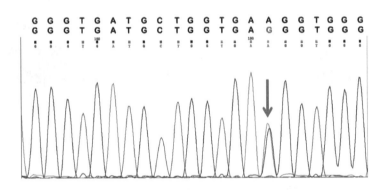

图 13-1　Sanger 测序峰

【诊断】

葡萄糖激酶基因突变引起的先天性高胰岛素血症（*GCK*-CHI）。

【诊疗经过】

　　嘱患者定时加餐，并加用生玉米淀粉，监测空腹及餐前血糖 3.2 ~ 3.7 mmol/L，餐后 2 h 血糖 3.4 ~ 6.1 mmol/L，3∶00 3.2 ~ 3.8 mmol/L，患者未再出现头晕等不适。建议患者必要时可使用二氮嗪治疗。

病例分析

患者病例特点如下：①青年女性，慢性病程，隐匿起病，病程 10 余年；②10 余岁起反复出现头晕，严重时意识丧失，伴全身乏力，无明显心悸、手抖；③血糖最低 2.3 mmol/L；休息、进食后好转；④家族史阳性；⑤血氨轻度升高；3 h OGTT 及高蛋白负荷试验：血糖呈低平曲线；IAA（－）；胰腺影像学未见占位；⑥ GCK 基因检测提示第 3 号外显子杂合错义突变。

患者反复出现头晕、意识丧失，血糖最低 2.3 mmol/L，进食后可缓解，即存在 Whipple 三联征，低血糖症诊断明确。患者于血糖 2.3 mmol/L 时，检测同步 INS 3.6 μIU/mL，C–P 0.88 ng/mL，PINS 129 pg/mL（13.7 pmol/L）。根据美国内分泌学会 2009 年成人低血糖症的诊断和治疗指南，患者血糖 < 3 mmol/L 时，同步的 INS ≥ 3 μIU/mL、C 肽 ≥ 0.6 ng/mL、PINS ≥ 5 pmol/L，考虑为高胰岛素性低血糖症。

患者 C–P 与 INS 水平匹配，否认外源性胰岛素摄入史，故外源性胰岛素注射所致低血糖可除外；此外，患者病程中无高低血糖交替的表现，结合患者 IAA 阴性，胰岛素自身免疫性低血糖亦可除外。导致 C–P 与 INS 同步升高的高胰岛素性低血糖症病因众多，包括口服降糖药、反应性低血糖、非胰岛素瘤胰源性低血糖综合征（noninsulinoma pancreatogenous hypoglycemia syndrome，NIPHS）、胃旁路术后低血糖、胰岛素瘤、先天性高胰岛素血症等。

胰岛素瘤是高胰岛素性低血糖症最为常见的原因，但本例患者胰腺影像学检查未提示胰腺占位。患者无口服降糖药史、胃旁路手术史，口服降糖药所致低血糖症、胃旁路术后低血糖可排除。反应性低血糖常见于糖尿病早期人群，3 h OGTT 呈现胰岛素高峰后移的特点，本患者体型正常，无糖尿病家族史，3 h OGTT 中胰岛素在服糖后 30 ~ 60 min 达峰，因此，反应性低血糖可能性小。NIPHS 非常罕见，临床上主要表现为餐后低血糖，与本患者不符，可能性小。患者存在低血糖家族史，高度怀疑 CHI。CHI 是导致低血糖症的罕见病因，1953 年由 Mc Quarrie 首次报道，患病率约为 1/50 000 活产婴儿。目前已明确病因的 CHI 中，部分为单基因突变所致 CHI。胰腺 KATP 通道在调节胰岛素分泌

笔记

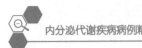
中发挥重要作用，编码 KATP 通道的 *ABCC8* 或 *KCNJ11* 基因发生突变导致 β 细胞 KATP 通道亚单位 SUR1 或 Kir 6.2 缺陷，是导致 CHI 最常见的类型，约占 CHI 的 50%。临床上通常表现为严重低血糖，二氮嗪治疗效果不佳，需行胰腺切除术。而本例患者低血糖程度较轻。*GLUD1* 基因突变所致的 HI/HA 是第二常见的 CHI，临床表现为持续性高氨血症，及进食含亮氨酸食物后出现高胰岛素、低血糖。本例患者血氨水平轻度升高，但患者高蛋白饮食后未出现低血糖，HI/HA 可能性小。

在 3 h OGTT、高蛋白负荷试验中，我们均观察到患者血糖持续低平。*GCK* 突变所致 CHI 为第三常见的 CHI，*GCK* 基因编码葡萄糖激酶，其可调控葡萄糖刺激胰岛素分泌的阈值，当 *GCK* 基因发生激活突变时，胰岛素分泌阈值降低，导致空腹高胰岛素性低血糖。*GCK*-CHI 约占 CHI 的 7%，发病年龄跨度大，可婴儿期起病，也可成人期起病。既往研究提示，大多数患者血糖持续稳定在 2.7 ~ 3.3 mmol/L。尽管患者的胰岛素分泌阈值降低，但是胰岛素分泌仍是受血浆葡萄糖浓度的变化调控的，因此，在长时间禁食期间，受试者的血糖浓度稳定在较低水平，但不会持续地进一步降低。同样，由于 *GCK* 突变患者的胰岛素分泌仍是受调控的，因此，血糖低时同步检测的 C 肽、胰岛素水平升高不明显，甚至有时候会低于我们界定胰岛素依赖性或非依赖性低血糖的界值。文献中也有发现，*GCK*-CHI 患者低血糖发作时胰岛素水平不超过 3 μIU/mL 的报道。结合患者血糖呈持续低平曲线，血糖低时胰岛素升高不明显的临床特点，我们高度怀疑患者 *GCK*-CHI 可能。

GCK 基因 Sanger 测序的结果提示患者、姐姐及母亲均存在 *GCK* 基因杂合错义突变（c.269A > G p.K90R），父亲为野生纯合。已有研究提示该基因突变导致葡萄糖激酶活性增加。因此，本患者诊断 *GCK*-CHI 明确，给予患者低升糖指数饮食，定时加餐。患者未再出现头晕不适，监测血糖波动在 3 ~ 5 mmol/L。二氮嗪为钾通道开放剂，能够与 KATP 敏感性钾通道的 SUR1 亚单位结合，使钾通道处于开放状态，从而抑制胰岛素的分泌，是目前治疗 CHI 的一线和首选药物。*GCK*-CHI 患者对二氮嗪反应通常较好。如患者无法通过定时加餐将血糖维持在正常水平，建议患者必要时可加用二氮嗪治疗。

肖新华病例点评

  CHI 是高胰岛素性低血糖症。对于鉴别是否为高胰岛素性低血糖，目前临床上广泛应用的是美国内分泌学会 2009 年成人低血糖症的诊断和治疗指南中的鉴别路径：血糖＜ 3 mmol/L 时，如同步的 INS ≥ 3 μIU/mL、C 肽≥ 0.6 ng/mL、PINS ≥ 5 pmol/L，考虑患者为高胰岛素性低血糖症。但本例患者及其姐姐在血糖＜ 3 mmol/L 时，同步 INS、C 肽有时并不符合高胰岛素性低血糖症的诊断，对于确认患者是否为高胰岛素性低血糖存在困难。本例患者及其姐姐出现血糖＜ 3 mmol/L 时，同步测定的 INS、C 肽并不一定符合高胰岛素性低血糖的诊断，但同步胰岛素原≥ 5 pmol/L。目前大多数医疗机构无法测定胰岛素原，但当鉴别是否为胰岛素依赖性低血糖症困难时，可同步测定胰岛素原，胰岛素原可能是更为敏感的指标。

  成人高胰岛素性低血糖症的病因众多，最常见的原因为胰岛素瘤。成人起病的 CHI 少见，也是易忽略的诊断。本病例提示，成人高胰岛素性低血糖症同样需注意鉴别 CHI，详细询问家族史非常重要。对于低血糖呈现持续低平特点、低血糖时胰岛素分泌升高不明显的 CHI 患者，应考虑到 *GCK*–CHI 可能。

参考文献

1. STANLEY C A. Perspective on the Genetics and Diagnosis of Congenital Hyperinsulinism Disorders. J Clin Endocrinol Metab，2016，101（3）：815-826.

2. GALCHEVA S，DEMIRBILEK H，AL-KHAWAGA S，et al.The Genetic and Molecular Mechanisms of Congenital Hyperinsulinism.Frontiers in endocrinology 2019，10：111.

3. PING F，WANG Z，XIAO X. Clinical and enzymatic phenotypes in congenital hyperinsulinemic hypoglycemia due to glucokinase-activating mutations： A report of two cases and a brief overview of the literature.J Diabetes Investig，2019，10（6）：1454–1462.

4. MACMULLEN C M，ZHOU Q，SNIDER K E，et al.Diazoxide-unresponsive congenital hyperinsulinism in children with dominant mutations of the beta-cell sulfonylurea receptor SUR1. Diabetes 2011，60（6）：1797-1804.

笔记

（邓明群）

病例 14
FGFR3 K650T 基因突变致黑棘皮病

📋 病历摘要

【基本信息】

患者，女，17岁。主诉：颈部、躯干色素沉着13年。

现病史：4岁时无明显诱因颈部及躯干部开始出现色素沉着。无体型肥胖；无明显"三多一少"临床表现；就诊我院查 ALT 8 U/L（7 ~ 40 U/L），肌酐57 μmol/L（18 ~ 69 μmol/L），TC 4.03 mmol/L（2.85 ~ 5.7 mmol/L），TG 0.36 mmol/L（0.45 ~ 1.70 mmol/L）；空腹血糖 4.9 mmol/L（3.9 ~ 6.1 mmol/L），空腹胰岛素13.78 μIU/mL（5.2 ~ 17.2 μIU/mL），HOMA-IR 3.0，糖化血红蛋白 5.1%；皮质醇 22.06 μg/dL（4 ~ 22.3 μg/dL），睾酮 31.8 ng/dL（25.6 ~ 42.6 ng/dL），硫酸脱氢表雄酮 161.3 μg/dL（17 ~ 343 μg/dL），17a 羟孕酮 1.04 ng/mL（0.27 ~ 2.9 ng/mL）。骨骼 X 线片检查（14 岁完成）未发现异常。

该患儿为第一胎第一产，父母非近亲结婚，母孕期平顺，血压血糖正常，无特殊疾病及用药史。患者足月顺产、产程顺利、无窒息史，Apgar 评分不详，出生体重 4.0 kg，出生身长 50 cm。母乳喂养至 1 岁，6 个月添加辅食，无吐奶、喂养困难。患儿爬、坐、走、出牙、说话均与同龄儿相仿，智力、体力发育正常。患者 4 岁前身高与同龄儿相仿，4 岁后生长速度逐渐减慢，终身高 146 cm（＜ –2SD）。

既往史（－）；个人史（－）；月经史：15 岁月经初潮，经期 5 ～ 7 天，月经周期 28 ～ 30 天，月经周期规律。

家族史：患儿父母、祖父母、外祖父母及妹妹体健，无肿瘤、身材矮小家族史。

【体格检查】

发育正常，无畸形。身高 146 cm（＜ –2SD），体重 52 kg，BMI 24.4 kg/m²；颈部，背部和腋窝色素沉着（图 14-1）；双肺呼吸音清，未闻及干、湿性啰音；心律齐，未闻及心脏杂音；腹软，未触及肝脏，无压痛、反跳痛、肌紧张。双下肢不肿。

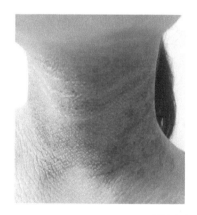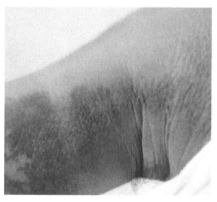

图 14-1　皮肤色素沉着

【诊断】

黑棘皮病。

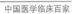
【诊疗经过】

鉴别诊断：黑棘皮病可分为良性和恶性。良性黑棘皮病可细分为：①肥胖性，最常见；②家族遗传性，常染色体显性遗传；③症状性，包括 A 型综合征、B 型综合征、Rabson-Mendenhall 综合征、矮妖精貌综合征、Hirs-chowitz 综合征和先天性全身性脂肪营养不良等；④肢端，多发于黑人；⑤药物性，烟酸、烟酰胺、糖皮质激素、己烯雌酚、胰岛素、口服避孕药、夫西地酸等。此患者 BMI 未达肥胖标准，无明显高胰岛素血症和高雄激素血症；无致黑棘皮病相关综合征的其他临床表现；否认外源性药物摄入史；故考虑该患者存在基因突变所致遗传性黑棘皮病可能，予行遗传病基因突变的全外显子筛查，该患儿存在 *FGFR3* 基因热点突变（c.1949A > C），由此确诊为 *FGFR3* K650T 基因突变致黑棘皮病患者。

由 *FGFR3* 突变所致黑棘皮病没有良好的治疗方法，可定期监测空腹血糖和雄激素水平。

病例分析

黑棘皮病是 Pollitzer 和 Jaurorky 于 1890 年首先报道并命名，为临床上较少见的一种皮肤病。皮损特点为皮肤呈天鹅绒样增厚、色素沉着、角化过度，常发于面、颈、腋下、腹股沟、膝肘屈侧、外生殖器和其他皮肤皱褶处，黏膜也可，极少情况下可累及全身。黑棘皮病的确切发病率仍然未知。白色人种的患病率不到 1%，而深色皮肤人种的患病率偏高，约为 13.3%。儿童时期的黑棘皮病并不罕见，其中尤以胰岛素抵抗相关类型最常见。此外，黑棘皮病与多种遗传综合征相关，可分为胰岛素抵抗综合征相关和成纤维细胞生长因子基因突变相关。*FGFR3* K650T 基因突变已被确认与黑棘皮病相关。

FGFR3 位于 4p16.3，在各物种间高度保守，编码成纤维细胞生长因子受体 3。FGFR3 蛋白由 3 个结构域构成：细胞外区域，疏水性跨膜区和酪氨酸激酶结构域。该蛋白质细胞外部分与成纤维细胞生长因子结合，启动下游信号通路，影响有丝分裂和分化，并最终在骨骼的发育和维持中发挥重要作用。该基

因激活突变可致颅缝早闭和软骨发育不良等多种类型的骨骼发育不良（https：//www.ncbi.nlm.nih.gov/protein/4503711）。P.Lys650 位于 FGFR3 的酪氨酸激酶结构域Ⅱ中，是 *FGFR3* 生物学功能的重要残基。K650T 胚系突变可通过激活 STAT1 和 MEK/MAPK 途径导致骨骼发育不良。然而，黑棘皮病和 K650T 突变之间关联的确切机制尚未完全阐明。因观察性研究发现 p.Lys650Thr 突变患者可同时存在黑棘皮病和软骨发育不良两种表型，因此推测 MAPK 途径（影响角质形成细胞增殖）和 PI3-K/Akt 途径的激活（影响表皮区室的扩展）可能在黑棘皮病的发生发展中发挥了作用。

截至目前，共报道了 7 个家系，包含 27 例患者（包括当前案例）存在 *FGFR3* K650T 突变所致黑棘皮病。这些患者无明显性别差异，男女比例为 13∶14。大多数患者在婴儿时期即出现皮肤色素沉着，且多数患者身高偏矮，不伴肥胖和糖尿病。此外，在 27 例患者中，有 19 例同时存在软骨发育不良和黑棘皮病，且多数患者存在黑棘皮病家族史，本例患者为现存病例报道中的第二例 de novo 基因突变患者。

肖新华病例点评

黑棘皮病以胰岛素抵抗相关类型最常见，当患者无肥胖及胰岛素抵抗相关证据时需考虑遗传性黑棘皮病可能。本例患者为中国首例 *FGFR3* K650T 基因突变致黑棘皮病病例，说明 *FGFR3* 测序是鉴定黑棘皮病病因的可行方法，但 *FGFR3* 突变致黑棘皮病的机制尚需进一步研究。

参考文献

1. KUTLUBAY Z，ENGIN B，BAIRAMOV O，et al.Acanthosis nigricans：A fold （intertriginous） dermatosis. Clin Dermatol，2015，33（4）：466-470.

2. INAMADAR A C，PALIT A. Generalized acanthosis nigricans in childhood.Pediatr Dermatol，2004，21（3）：277-279.

3. TORLEY D，BELLUS G A，MUNRO C S. Genes，growth factors and acanthosis nigricans.Br J

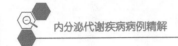

Dermatol, 2002, 147（6）: 1096-1101.

4. CASTRO-FEIJOO L, LOIDI L, VIDAL A, et al. Hypochondroplasia and Acanthosis nigricans: a new syndrome due to the p.Lys650Thr mutation in the fibroblast growth factor receptor 3 gene? Eur J Endocrinol, 2008, 159（3）: 243-249.

5. COSSIEZ CACARD M A, COULOMBE J, BERNARD P, et al. Familial hypochondroplasia and acanthosis nigricans with *FGFR3* K650T mutation. J Eur Acad Dermatol Venereol, 2016, 30（5）: 897-898.

6. HIRAI H, HAMADA J, HASEGAWA K, et al. Acanthosis nigricans in a Japanese boy with hypochondroplasia due to a *K650T* mutation in *FGFR3*.Clin Pediatr Endocrinol, 2017, 26（4）: 223-228.

7. YASUDA M, MORIMOTO N, SHIMIZU A, et al. Familial acanthosis nigricans with the *FGFR3* mutation: Differences of pigmentation between male and female patients.J Dermatol, 2018, 45（11）: 1357-1361.

8. BERK D R, SPECTOR E B, BAYLISS S J. Familial acanthosis nigricans due to K650T *FGFR3* mutation.Arch Dermatol, 2007, 143（9）: 1153-1156.

9. ICHIYAMA S, FUNASAKA Y, OTSUKA Y, et al. Effective treatment by glycolic acid peeling for cutaneous manifestation of familial generalized acanthosis nigricans caused by *FGFR3* mutation.J Eur Acad Dermatol Venereol, 2016, 30（3）: 442-445.

10. ORNITZ D M. FGF signaling in the developing endochondral skeleton.Cytokine Growth Factor Rev, 2005, 16（2）: 205-213.

（付俊玲）

病例 15

新发 *PHKA2* 基因突变致糖原累积症 IXa 型家系

病历摘要

【基本信息】

患者，2岁。主诉：发作性手抖、出汗8个月。

现病史：患儿2岁时父母发现其间断出现手抖、出汗等表现，予喂食母乳后上述症状可缓解，未重视。于2岁8个月时上述症状发作更加频繁，以交感神经兴奋表现为主，中枢神经系统抑制表现不明显。遂就诊当地医院，查血糖2.8 mmol/L（3.89 ~ 6.11 mmol/L），β-羟丁酸2.71 mmol/L（0.02 ~ 0.27 mmol/L），ALT 13 U/L（0 ~ 40 U/L），AST 36 U/L（0 ~ 40 U/L），GGT 10 U/L（11 ~ 50 U/L），总胆红素（total bilirubin，TBIL）8.9 μmol/L（5.0 ~ 28.0 μmol/L），白蛋白47.5 g/L（35 ~ 55 g/L），肌酐17 μmol/L（53 ~ 123 μmol/L），总胆固醇4.1 mmol/L（3.0 ~

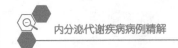
5.17 mmol/L），三酰甘油 0.57 mmol/L（0.56 ~ 1.71 mmol/L），肌酸激酶 151 U/L（38 ~ 174 U/L），乳酸 1.0 mmol/L（0.5 ~ 2 mmol/L）。尿酮体（++）。腹部超声：未见明显异常。脑电图未见明显异常。社会适应能力、智力发育评分正常；运动功能检查：大运动落后于同龄儿，运动协调能力欠佳，处于边缘状态。

个人史：该患儿为第一胎第一产，父母非近亲结婚，母孕期平顺、血压血糖正常，无特殊疾病及用药史。患者足月顺产，产程顺利、无窒息史，Apgar 评分不详，出生体重 3.3 kg，出生身长 49 cm。母乳喂养至 1 岁，6 个月添加辅食，无吐奶、喂养困难。患儿爬、坐、走、出牙、说话均与同龄儿相仿，智力、体力发育正常。患儿父母、祖父母、外祖父母及妹妹体健。身高增长速度不详。

既往史：无外源性降糖药物应用史；个人史（-）；家族史（-）。

【体格检查】

身高 97 cm（位于同年龄同性别儿童 0SD ~ +1SD），体重 15.5 kg（位于同年龄同性别儿童 0SD ~ +1SD）。双肺呼吸音清，未闻及干、湿性啰音；心律齐，未闻及心脏杂音；腹软，未触及肝脏，无压痛、反跳痛、肌紧张。双下肢不肿。

【诊断】

① Whipple 三联征；②低血糖症。

【诊疗经过】

婴幼儿低血糖症的病因包括内源性和外源性胰岛素性低血糖症（婴儿持续性高胰岛素血症性低血糖、口服降糖药、胰岛素瘤、糖尿病患者外源性注射胰岛素等）、遗传性碳水化合物、氨基酸、脂肪酸代谢障碍（糖原累积症、糖基化障碍、糖异生障碍、半乳糖血症、遗传性果糖不耐受症等）及其他病因：严重的肝肾疾病、升糖激素缺乏症、摄入乙醇或水杨酸盐等。该患者无严重肝肾疾病，营养状况良好，升糖激素水平正常，胰腺影像学未发现占位性病变，考虑遗传性低血糖症可能性大，予行遗传病基因突变的 Panel 筛查，该患儿及母亲检测出了 *PHKA2* 基因新发突变（c.2972C > G），确诊为糖原累积症 IXa 型家系。

糖原累积症 IXa 型病情轻微，是否应该严格治疗仍存在争议，有研究报道，大多数未接受治疗的患者最终身高正常、肝酶水平正常，本例患者应用生玉米淀粉治疗后未再次出现低血糖。是否需要继续治疗，可随诊观察。

病例分析

糖原累积症 IXa 型由磷酸化酶激酶缺陷导致，发病率约为 1 : 100 000。磷酸化酶激酶激活可促进糖原的分解代谢，因此在糖原代谢中起重要作用。该酶结构复杂，其缺陷可由多种突变导致而表现出不同的临床特点。常见临床表现包括肝大、肝酶升高、生长迟缓、高脂血症及低血糖症等；少见临床表现包括尿酸及乳酸水平升高等。这些临床表现及生化指标异常可随着年龄的增长而逐渐改善甚至恢复正常。因该病临床表现多样，与其他许多疾病的临床表现存在重叠，故在诊断上存在一定的困难，酶活性检测可为该病诊断提供依据，但该方法暂未广泛开展。该疾病从发病到正确诊断平均用时 6 年，也进一步说明该病的早期诊断存在困难。而对该病患者进行致病基因的检测（*PHKA2* 基因）为其早期诊断提供了便利。

糖原累积症 IXa 型由 *PHKA2* 基因突变所致，该基因位于 Xp22.2-p22.1，包含 33 个外显子，编码肝型 α 亚单位。截至目前，HGMD 共收录 155 例糖原累积症 IXa 型患者，109 种 *PHKA2* 基因突变，其中包含了 7 种剪接突变、9 种插入突变、29 种缺失突变、11 种无义突变和 53 种错义突变。其中，在中国人群中发现了 20 种突变。本例患者于 2 岁起出现酮症性低血糖症，考虑胰岛素依赖性低血糖症可能性小；结合该患者同时存在运动发育迟缓等表现，考虑糖原代谢障碍可能，予行基因检测发现该患者及其母亲携带 *PHKA2*（c.2972C > G）基因突变，该变异不属于多态性变化，在人群中频率极低（0.0008，参考数据库：DYDF），可导致蛋白结构的改变，影响其下游剪接位点，造成磷酸化酶激酶 α 亚单位缺陷，最终导致发病。因糖原累积症 IXa 型为 X 染色体连锁隐性遗传病，故该患儿母亲未发病。

本例患者无糖原累积症 IXa 型常见的肝脏肿大及肝酶升高等临床表现，与此患者不同的是，北京市某医院儿科报道的一项包含 17 例糖原累积症 IXa 型患者中，16 例存在肝酶升高，15 例存在肝脏肿大。本例患者主要表现为酮症性低血糖症，上述 17 例患者中也包含了 8 例患者表现为低血糖，其中出现严重低血糖症（$n=2$，空腹血糖 < 2.8 mmol/L）的患者都获得了更早期的诊断（平均年龄1.9 岁），说明低血糖可能是该类疾病早期诊断的重要临床特征，提示在临床工作中，若发现婴幼儿出现低血糖反应，在排除高胰岛素性低血糖症、严重肝肾疾病后需考虑该病的可能。该病最常见的临床表现为肝酶升高和肝脏肿大，运动发育迟缓是该病的少见表现，本例患者是目前中国报道的糖原累积症 IXa 型患者中的第二例存在运动发育迟缓患者。

肖新华病例点评

糖原累积症 IXa 型患者可以低血糖症为主要临床表现，故临床上出现的婴幼儿低血糖症需考虑该病的可能；基因检测可作为该病的重要诊断方法，该方法可在很大程度上避免有创的侵入性肝脏活检，也能在酶学检测尚未开展的地区给该疾病的诊断提供依据。

参考文献

1. ROSCHER A，PATEL J，HEWSON S，et al. The natural history of glycogen storage disease types VI and IX：Long-term outcome from the largest metabolic center in Canada.Mol Genet Metab，2014，113（3）：171-176.

2. MAICHELE A J，BURWINKEL B，MAIRE I，et al. Mutations in the testis/liver isoform of the phosphorylase kinase gamma subunit（*PHKG2*）cause autosomal liver glycogenosis in the gsd rat and in humans.Nat Genet，1996，14（3）：337-340.

3. BEAUCHAMP N J，DALTON A，RAMASWAMI U，et al. Glycogen storage disease type IX：High variability in clinical phenotype.Mol Genet Metab，2007，92（1-2）：88-99.

4. HENDRICKX J，DAMS E，COUCKE P，et al. X-linked liver glycogenosis type II（XLG II）is caused by mutations in *PHKA2*，the gene encoding the liver alpha subunit of phosphorylase kinase. Hum Mol Genet，1996，5（5）：649-652.

5. HENDRICKX J, COUCKE P, HORS-CAYLA M C, et al. Localization of a new type of X-linked liver glycogenosis to the chromosomal region Xp22 containing the liver alpha-subunit of phosphorylase kinase （*PHKA2*）. Genomics, 1994, 21（3）: 620-625.

6. DAVIDSON J J, OZCELIK T, HAMACHER C, et al. cDNA cloning of a liver isoform of the phosphorylase kinase alpha subunit and mapping of the gene to Xp22.2-p22.1, the region of human X-linked liver glycogenosis.Proc Natl Acad Sci U S A, 1992, 89（6）: 2096-2100.

7. ZHANG J, YUAN Y, MA M, et al. Clinical and genetic characteristics of 17 Chinese patients with glycogen storage disease type IXa.Gene, 2017, 627: 149-156.

8. LAU C K, HUI J, FONG F N, et al. Novel mutations in *PHKA2* gene in glycogen storage disease type IX patients from Hong Kong, China.Mol Genet Metab, 2011, 102（2）: 222-225.

9. CHEN S T, CHEN H L, NI Y H, ET al. X-linked liver glycogenosis in a Taiwanese family: transmission from undiagnosed males.Pediatr Neonatol, 2009, 50（5）: 230-233.

（付俊玲）

笔记

病例 16
Gitelman 综合征

病历摘要

【基本信息】

患者，男，38岁。主诉：乏力、胸闷、心悸5天。

现病史：患者于2017年8月6日夜间23：30无明显诱因出现乏力、胸闷、心悸，伴周身大汗，休息后不缓解，就诊于外院。生化检查：血钾2.79 mmol/L，氯93.2 mmol/L，镁0.46 mmol/L，诊断"低钾血症"，给予静脉补钾（具体用量不详）治疗后，口服"枸橼酸钾颗粒2.92 g，3次/日；氯化钾缓释片0.5 g，3次/日"，症状明显缓解。2017年8月8日复查血钾2.98 mmol/L，仍伴乏力不适，继续服用"氯化钾缓释片0.5 g，3次/日"补钾治疗。2017年8月9日患者复查血钾3.11 mmol/L。病程中无恶心、呕吐、腹泻，未接触棉酚，未曾服用甘草及利尿剂，无食欲亢进，无明显怕热、情绪易激动、消瘦，无夜尿增多，无满月脸、多血质貌，无阵发性头痛、面色苍白，无发热、腹痛。

既往史：无高血压病史。

【体格检查】

血压 100/60 mmHg，身高 175 cm，体重 72 kg，BMI 23.5 kg/m²。无满月脸、多血质貌，无向心性肥胖，无腹部宽大紫纹，甲状腺未触及，心肺腹未见明显异常，双侧肢体肌力 V 级。

【辅助检查】

入院后完善相关检查，24 h 动态血压监测平均血压 112/69 mmHg。肾上腺增强 CT 未见明显异常。垂体 MRI 未见明显异常；超声示双侧肾动、静脉血管彩色血流未见异常。心脏超声：静息状态，心脏结构及功能大致正常。甲状腺超声：甲状腺声像图未见异常。75 g OGTT 试验示糖代谢正常。血气分析：pH 7.48、pCO_2 45 mmHg、pO_2（37.0 ℃）84 mmHg、HCO_3^- 33.5 mmol/L、二氧化碳总量（TCO_2）34.9 mmol/L、碱剩余（BE）10.0 mmol/L、血氧饱和度（SaO_2）97%；测血钾 3.22 mmol/L 时，尿钾 121.15 mmol/24 h。皮质醇节律见表 16–1。卧立位试验见表 16–2。电解质：血镁 0.39 mmol/L、0.48 mmol/L、0.50 mmol/L（0.7 ~ 1.05 mmol/L）；尿氯 538 mmol/24 h、505 mmol/24 h（110 ~ 250 mmol/24 h）；尿钙 0.682 mmol/24 h、0.875 mmol/24 h（2.5 ~ 7.3 mmol/24 h）。基因检测结果见表 16–3。

表 16-1　皮质醇节律

时间	促肾上腺皮质激素（pg/mL） （7：00 ~ 10：00，7.2 ~ 63.3）	血清皮质醇（ng/mL） （6：00 ~ 10：00，48.21 ~ 194.66） （16：00 ~ 20：00，24.72 ~ 118.54）
0：00	14.02	7.56
8：00	10.95	112.82
16：00	11.90	76.13

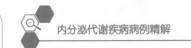

表 16-2　卧立位试验

项目	肾素 [ng/（mL·h）] 卧位 0.05～0.79 立位 0.93～6.56		血管紧张素（pg/mL） 卧位 28.2～52.2 立位 55.3～115.3		醛固酮（ng/mL） 卧位 0.059～0.174 立位 0.065～0.296	
卧位	8.37	↑	307.14	↑	0.19	↑
卧位	2.56	↑	120.78	↑	0.2	↑
立位	5.81		550.53		0.19	

表 16-3　基因检测结果

检测基因	SLC12A3 (NM 00339)					
可疑变异	变异位置	核苷酸变化	氨基酸变化	RS-ID	Hom/Het*	
	Exon 7	c908 G＞T	pGly 303Val	-	Het	Likely pathogenic
	Exon 21	c.2451-2458d elCCCCAAGG	plys819 glyfs *26	-	Hom	desease causing

*Hom：纯合突变；Het：杂合突变

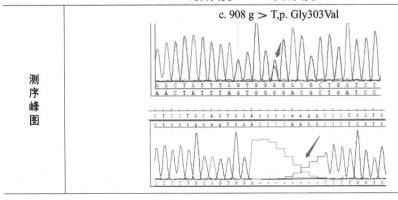

c. 908 g＞T,p. Gly303Val

测序峰图

注：箭头标注位置为突变位置。特别感谢提供基因测序图的首都医科大学附属北京潞河医院内分泌科赵冬主任。

【诊断】

Gitelman 综合征。

【诊疗经过】

　　患者入院后查血钾低，尿钾高，明确为肾性失钾，结合患者无高血压，肾动、静脉无异常、肾上腺 CT 未见异常，皮质醇节律正常，卧立位试验提示高肾素、高醛固酮血症，血气分析示代谢性碱中毒，合并低血镁、低尿钙，基因检测提示患者存在 2 个位点基因突变。治疗方案：螺内酯 40 mg，3 次 / 日；门冬氨酸钾镁 2 片，3 次 / 日；氯化钾缓释片 1 g，3 次 / 日。

【随访】

血钾 3.04 ~ 3.6 mmol/L，血镁 0.53 mmol/L，有轻微乳腺增生，但无再次低钾血症症状出现。

病例分析

低钾血症（血钾 < 3.5 mmol/L）是临床上常见的一种电解质紊乱，严重程度分为 3 级：轻度 31 ~ 3.5 mmol/L；中度 2.5 ~ 3.0 mmol/L；重度 2.0 ~ 2.5 mmol/L，其病因一般分为钾摄入不足，钾丢失过多，及钾向细胞内转移 3 类。低钾原因依据尿钾浓度可分为非肾性失钾（尿钾 < 25 mmol/24 h）及肾性失钾（尿钾 > 25 mmol/24 h），本例患者血钾最低 2.79 mmol/L，为中度持续性低钾血症，血钾为 3.22 mmol/L 时，尿钾为 121.15 mmol/24 h，明确为肾性失钾，患者既往无高血压，无特殊用药史，甲状腺功能、肌酐正常，肾上腺 CT 未见明显异常，肾动静脉未见明显异常，血气分析示代谢性碱中毒，排除肾小管酸中毒、Fanconi 综合征、甲亢等疾病，结合患者合并低血镁、低尿钙、高肾素、高醛固酮，考虑 Gitelman 综合征可能性大。

Gitelman 综合征（Gitelman syndrome，GS）是一种常染色体隐性遗传的失盐性肾小管疾病，GS 是编码位于肾远曲小管的噻嗪类利尿剂敏感的钠氯共同转运体（NCCT）蛋白的基因 SLCl2A3 发生功能缺失突变导致 NCCT 的结构和（或）功能异常，从而引起肾脏远曲小管对钠氯重吸收障碍导致低血容量、肾素 – 血管紧张素 – 醛固酮系统激活、低血钾和代谢性碱中毒等一系列病理生理和临床表现，其发病率 2.5/10 万，中国患者群中 SLCl2A3 最常见的突变是 Thr60Met。临床上，Gitelman 综合征与 Bartter 综合征容易混淆，既往曾认为是 Bartter 综合征的亚型，目前已证实二者发病机制并不相同，Bartter 综合征是肾小管袢升段 Na–2Cl–K 协同转运蛋白或与此相关的离子通道基因 CLCNKB 突变，导致近

笔记

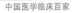

端肾小管离子转运障碍。二者共同临床特点为低血钾、代谢性碱中毒、血浆肾素及醛固酮水平升高、血压正常、肾活检肾小球旁细胞增生。鉴别要点主要是发病年龄、是否存在低尿钙、低血镁及是否合并生长发育迟缓，基因检测可以明确。

Gitelman 综合征目前尚无根治方法，仅以食物及药物对症治疗，治疗目标一般建议将 GS 患者的血钾和血镁水平分别至少维持在 3.0 mmol/L 及 0.6 mmol/L 以上，鼓励患者根据个人饮食习惯多进食含氯化钠的食物，及富含钾离子、镁离子的食物，药物补钾优选氯化钾，为减少胃肠道刺激需注意避免空腹口服，可逐渐增加剂量直达到合适的维持量。如患者存在严重并发症或不能耐受口服补镁补钾时，需静脉补充治疗。另外，醛固酮拮抗剂（螺内酯）可拮抗醛固酮活性，减少尿钾排泄从而升高血钾，为临床上常用药物，治疗过程中需注意男性乳腺发育、多毛症、月经紊乱等不良反应，注意补充钠盐，警惕低血压；肾素 – 血管紧张素拮抗剂也可使用，优先选择 ACEI，小剂量递增，注意低血容量不良反应；前列腺素合并酶抑制剂在 GS 中较少应用。

对 GS 患者随访建议个体化，需要加强患者的健康教育，提高对低血钾危害的认识及紧急处理，如活动量较大或有腹泻、呕吐时需及时补充电解质，避免发生严重并发症，同时应注意个体化定期评估长期低钾低镁可能导致的代谢综合征、心律失常、慢性肾脏病等。针对儿童患者，需注意监测其生长发育情况。

申晶病例点评

Gitelman 综合征为基因突变遗传性疾病，其发病率低，临床上并不常见，大多患者以低钾血症就诊，而低钾血症病因繁杂，因此牢固掌握低钾血症诊治思路尤为重要，病史需仔细询问，层层递进进行分析，临床上才不出现误诊误治，该患者的低钾血症病程虽短，但化验检查提示高醛固酮、高肾素、低血镁，既往无特殊病史，表现较典型，因此，从临床可做出 Gitelman 综合征诊断，其基因检测进一步夯实了诊断准确性。该病的治疗重点主要是需提高患者对疾病的认

笔记

知，了解紧急情况的处理、药物治疗可能出现的不良反应及随访的必要性。

参考文献

1. Gitelman 综合征诊治专家共识协作组 .Gitelman 综合征诊治专家共识 . 中华内科杂志，2017，56（9）：712-716.

2. BLANCHARD A，BOCKENHAUER D，BOLIGNANO D，et al. Gitelman syndrome：consensus and guidance from a Kidney Disease：Improving Global Outcomes（KDIGO）Controversies Conference.Kidney Int，2017，91（1）：24-33.

3. ZENG Y，LI P，FANG S，et al. Genetic Analysis of *SLC12A3* Gene in Chinese Patients with Gitelman Syndrome.Med Sci Monit，2019，25：5942-5952.

4. 邹英楠，吴乃君，金思彤，等 .Gitelman综合征1例诊治思路 . 山西医科大学学报，2018，46（12）：1538-1539.

（陈一梅　申　晶）

笔记

病例 17
疑似 Graves 眼病的垂体蝶窦综合征

病历摘要

【基本信息】

患者，女，60岁。主诉：右眼上睑下垂、眼球突出、复视伴头晕1个月，加重1周。

现病史：1个月前无明显诱因出现右眼上睑下垂，自觉晨轻暮重。右眼球突出、视物成双，乏力伴头晕。就诊于当地社区医院测空腹血糖 8.9 mmol/L，甲状腺功能：FT_3 3.34 pmol/L ↓，FT_4、TSH 正常；诊为"2型糖尿病，Graves 眼病？甲减？"建议转诊。3周前因头晕就诊于外院急诊，测血压正常，急诊头颅 CT 未见明显异常。诊为"脑供血不足"。入院前1周因上睑下垂、复视加重，就诊于我院神经内科门诊，疑诊"重症肌无力"。同时就诊于我院内分泌科门诊疑诊"甲状腺相关眼病（thyroid associated ophthalmopathy，TAO）"，于2018年11月7日以"上睑下垂，突眼复视待查 TAO？（图 17-1）"入院。

既往史：2 型糖尿病 20 年，目前服用亚莫利 2 mg（1 次 / 日），格华止 0.5 g（3 次 / 日），拜糖平 50 mg（3 次 / 日）。目前糖化血红蛋白 7.1%。否认高血压、冠心病、脑血管病病史。否认甲状腺疾病史。有糖尿病家族史，否认巨大胎儿史。

【体格检查】

身高 166 cm，体重 60 kg，BMI 21.8 kg/m²，血压 120/80 mmHg，甲状腺不大。神志清，精神可。右眼睑下垂，眼裂变窄，右眼球外展及上视受限，双肺呼吸音清，未闻及干、湿性啰音，心率 80 次 / 分，律齐，腹软，无压痛。双下肢不肿。四肢肌力正常，双侧巴氏征（-），双足背动脉搏动减弱。

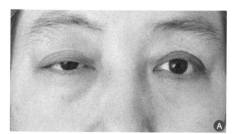
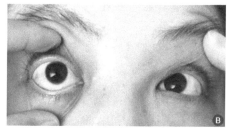
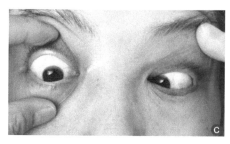
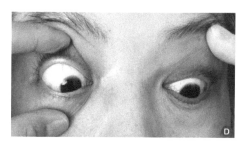

注：A. 平视；B. 上视；C. 右外转视；D. 下视。

图 17-1　眼外肌检查

【辅助检查】

2018 年 9 月 28 日外院查指血空腹血糖 8.9 mmol/L；2018 年 9 月 28 日查甲状腺功能 FT$_3$ 3.34 pmol/L ↓，FT$_4$、TSH 正常；2018 年 11 月 7 日（住院当天）外院急诊头颅 CT 平扫未见明显异常。2018 年 11 月 1 日眼底像正常。

血常规：WBC 7.43×10⁹/L；HGB 113 g/L；PLT 122×10⁹/L。尿常规：pH 7.0；比重 1.005 ~ 1.010；尿量 2500 ~ 3500 mL/24 h。生化：GLU 6.8 mmol/L；血钾

4.7 mmol/L；血钠 145 mmol/L；氯 108 mmol/L；肝肾功能正常；LDL–C 2.74 mmol/L；肿瘤标志物阴性。糖化血红蛋白 7.1%。UAER 14.58 μg/min，ACR 27.92 mg/gCr（0 ~ 30 mg/gCr）。C 肽释放实验（表 17–1）。

复查甲状腺功能：FT_3 轻度↓，TSH 轻度↓（表 17–2）。

表 17-1　C 肽释放实验

	GLU（mol/L）	INS（μIU/mL）	C 肽（ng/ml）
0 h	5.19	2.4	1.2
1 h	6.66	25.6	3.5
2 h	7.14	10.5	3.8
3 h	4.92	8.4	3.5

表 17-2　甲状腺功能及抗体检查

项目	结果	参考区间
FT_3	3.21 pmol/L	3.5 ~ 6.5 pmol/L
FT_4	14.46 pmol/L	11.5 ~ 22.7 pmol/L
TT_3	1.26 nmol/L	0.92 ~ 2.79 nmol/L
TT_4	97.7 nmol/L	57.9 ~ 143 nmol/L
TSH	0.436 μIU/mL	0.55 ~ 4.78 μIU/mL
ANTI-TPO	17.79 IU/mL	0 ~ 40 IU/mL
ANTI-TG	17.84 IU/mL	0 ~ 115 IU/mL
TSHBAb	< 0.3 IU/L	0.175 IU/L

【诊断】

①右眼上睑下垂、突眼复视原因待查 TAO？②重症肌无力？③糖尿病颅神经病变？2 型糖尿病。④低 T_3 综合征？

【诊疗经过】

（1）鼻咽癌治疗

鼻咽部放疗：总疗程 35 次。每周 5 次，维持 7 周；目前头痛明显缓解，上睑下垂及复视减轻。

（2）内科治疗

垂体功能减退治疗原则为缺什么补什么、先补充糖皮质激素再补充甲状腺激素。继发肾上腺皮质功能不全，氢化可的松 15 ～ 20 mg，早 2/3，晚 1/3（无症状未补）。继发甲状腺功能不全，左甲状腺素钠，FT_4 在中上水平（FT_4 正常未补）。继发性腺功能减退：成年男性 - 睾酮（青春期发育延缓、男性不育症、勃起功能障碍时补充）；绝经前女性 - 雌激素（闭经时补充，本例患者已绝经未补充）；尿崩症，个体化，无多尿困扰不治疗。放疗前后核磁检查对比见图 17-2。

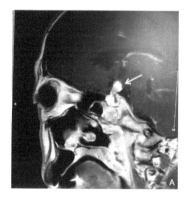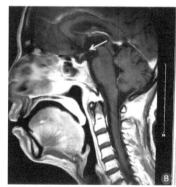

注：A. 放疗前；B. 放疗后。

图 17-2　放疗前、放疗后核磁检查情况

【随访】

2019 年 4 月 10 日放疗后甲状腺功能检查（表 17-3）。血压、血糖、电解质正常。尿比重 1.010，尿量 3000 mL/24 h。

表 17-3 放疗后甲状腺功能检查

项目	结果	参考区间	
TSH	0.138 mlU/L	0.27 ~ 4.2 mlU/L	↓
TT$_3$	1.21 nmol/L	1.3 ~ 3.1 nmol/L	↓
FT$_3$	2.73 pmol/L	3.1 ~ 6.8 pmol/L	↓
TT$_4$	105.5 nmol/L	66 ~ 181 nmol/L	
FT$_4$	18.08 pmol/L	12 ~ 22 pmol/L	
ATG	< 10 lU/mL	< 115 lU/mL	
TPO	14.38 lU/mL	0 ~ 34 lU/mL	
TRAB	0.37 lU/mL	0 ~ 1.75 lU/mL	

病例分析

1. 眼运动神经麻痹

（1）甲状腺相关眼病

多合并 Graves 病，甲状腺功能及抗体异常（甲状腺功能可异常 / 正常）。临床表现：眼胀痛、畏光流泪、复视、上睑下垂等。特点：影像学眼外肌肌腹增粗，眼眶 CT/MRI（图 17-3）可明确诊断，该患者经眼眶 MRI 检查结果可排除甲状腺相关眼病诊断。

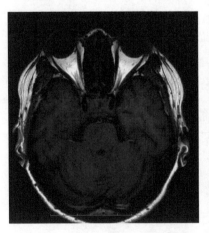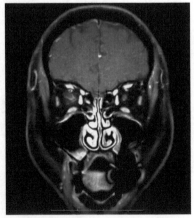

图 17-3 2018 年 11 月 16 日眼眶核磁

（2）重症肌无力

一种由乙酰胆碱受体（acetylcholine receptor，AChR）抗体介导、细胞免疫依赖、补体参与，累及神经肌肉接头，出现骨骼肌收缩无力的获得性自身免疫性疾病。主要表现为骨骼肌无力、易疲劳，活动后加重，休息和应用胆碱酯酶抑制剂后症状明显缓解。Osserman 分型：Ⅰ，眼肌型；Ⅱ，全身型，ⅡA，轻度全身型；ⅡB，中度全身型；Ⅲ，重度激进型；Ⅳ，迟发重度型；Ⅴ，肌萎缩型。

诊断依据：临床表现可见特定的横纹肌群肌无力，为波动性和易疲劳性、晨轻暮重、持续活动加重、休息减轻，眼外肌受累最常见。新斯的明实验(＋)。低频重复神经电刺激波幅递减 10% 以上。多数 AChR（乙酰胆碱）抗体(＋)。该患者临床检查结果：眼轮匝肌疲劳试验（表 17-4）虽然阳性，但重复电刺激检查阴性。3 hZ、5 hZ：双面神经、双副神经及左尺神经波幅未见明显递减；30 hZ 100 次：双尺神经波幅未见明显递减。特异性检查 – 新斯的明实验（表 17-5）亦呈阴性，可以除外重症肌无力。

表 17-4　睁闭眼 30 次后睑裂变化

	原始	睁闭眼 30 次	闭眼休息后
Right（mm）	7	3	5
Left（mm）	10	5	8

表 17-5　新斯的明试验

	实验前	20 min	40 min	60 min
睑裂 L（mm）	10	10	10	10
睑裂 R（mm）	7	7	7	7
右眼外展露白	4	4	4	4

（3）糖尿病颅神经病变

最常累及动眼神经（上睑下垂）、面神经（面瘫）、外展神经（眼球固定、复视）等，该疾病的诊断需除外其他器质性疾病后方可诊断。

（4）脑血管病

多有高血压，动脉硬化的病史。不同位置的病灶有不同临床表现，多数除眼部表现外，还有肢体症状。头颅 CT、核磁、血管造影等检查可明确。常见的累及动眼神经和外展神经的脑血管病有：Weber 综合征、Benedit 综合征。

（5）颅内病变

2018 年 11 月 12 日本院头颅 CT 平扫（图 17-4）：右基底节低密度影，考虑缺血灶，老年性脑改变，鼻咽右侧壁软组织增厚。外院多次头颅 CT 检查均未发现明显异常，考虑可能原因是：因各医院头颅 CT 平扫工作指南不同，扫描角度和范围不同未看到鼻咽部。16 日行眼眶 MRI（图 17-5）：眼球略突出，诸眼外肌走形及形态正常。鼻咽部恶性占位病变可能性大，广泛累及颅内、外骨、垂体、蝶窦、鼻腔等多个结构。18 日鼻咽 MRI（图 17-6）：鼻咽部恶性占位性病变可能性大，广泛累及海绵窦、垂体、前中颅底骨质、右侧下颌神经、鼻腔等多个结构、包绕双侧颈内动脉。鼻黏膜病理诊断示鼻咽癌，非角化性、未分化型。经过激素水平检查、垂体前叶功能检查（表 17-6，表 17-7）存在异常，建议患者进一步完善血尿渗透压和 ACTH 兴奋实验，评估垂体功能，患者及家属拒绝。

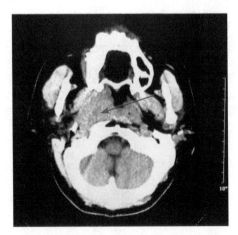

图 17-4　头颅 CT 平扫

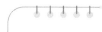

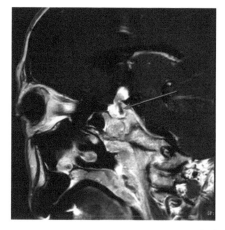 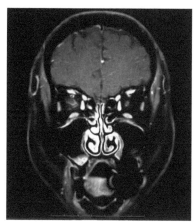

图 17-5　外院头颅 CT 平扫

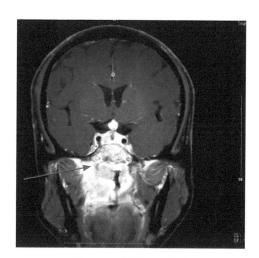

图 17-6　鼻咽 MRI 检查

表 17-6　皮质醇和 ACTH 节律

时间	皮质醇（μg/dL） （6.7～22.6）	ACTH（pg/mL） （7.2～63.3）
8：00	3.04 ↓	4.8 ↓
16：00	0.78	0.9
0：00	1.37	2.1

表 17-7　垂体激素水平

项目	结果	参考区间	
FSH	9.26 mIU/mL	16.74 ~ 113.59 mIU/mL	↓
HGH	0.23 μg/L	1 ~ 5 μg/L	↓
LH	0.56 mIU/mL	10.87 ~ 58.64 mIU/mL	↓
PRL	72.79 ng/mL	2.74 ~ 19.64 ng/mL	↑
TSH	0.302 mIU/L	0.4 ~ 6.0 mIU/L	↓

2. 甲状腺功能异常原因及鉴别诊断

甲状腺功能检测及诊断结果（图 17-7）：鼻咽癌，垂体蝶窦综合征，垂体功能低下，继发肾上腺皮质功能减退，继发甲状腺功能减退，继发性腺功能减退，高泌乳素血症，尿崩症？颈部淋巴结肿大，2 型糖尿病，非甲状腺疾病综合征，外周动脉硬化，高脂血症。

垂体蝶窦综合征：肿瘤侵及蝶窦、后筛窦，Ⅲ、Ⅳ、Ⅵ颅神经先受累，继而Ⅵ和Ⅶ损伤可致失明。

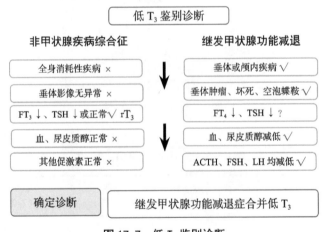

图 17-7　低 T_3 鉴别诊断

该患者为中老年女性，以单侧上睑下垂、眼球突出、复视伴头晕为主要表现，病史 1 个月。既往有糖尿病，否认心脑血管疾病病史。查体提示右眼睑下垂，眼裂变窄，右眼球外展及上视受限。辅助检查提示 FT_3、TSH 同向降低，皮质醇、垂体激素水平普遍降低及尿比重降低。该病例主要表现为眼运动神经麻痹及垂体激素异常，虽然外院头颅 CT 未发现明显异常，但仍不能除外颅内占位性病变，尤其是垂体疾病。完善相关检查进行鉴别诊断，影像学及病理学最终明确为鼻咽癌累及垂体引起的垂体蝶窦综合征。治疗上鼻咽癌放疗效果比较好，但因为累及垂体，存在继发垂体功能减退，放疗前后都要配合内分泌功能监测及治疗。本例患者放疗后瘤体明显缩小，一般情况稳定，甲状腺功能复查 FT$_4$ 在正常偏上水平，故未特殊补充激素治疗。

杨金奎病例点评

鼻咽癌伴垂体蝶窦综合征是由于鼻咽癌向上浸润破坏了蝶骨，穿透蝶窦，侵犯蝶鞍，后筛窦气泡，累及垂体和视神经而产生视力减退乃至失明。如果累及海绵窦，则可出现动眼、外展、滑车和三叉神经受损的表现。该病临床表现复杂，易误诊。因此临床上对头痛、视力障碍或伴有Ⅲ、Ⅳ、Ⅴ、Ⅵ对颅神经受损不能用颅内或眼部疾患解释时应考虑鼻咽癌的可能。

在内分泌科首诊的该类患者可能仅以眼运动神经麻痹为主要临床表现，当除外 TAO 及糖尿病颅神经病变后，要警惕该病，且此病对垂体影响较大，放疗本身也会影响垂体功能，应及时监测治疗。

鼻咽癌出现垂体蝶窦综合征虽已属晚期，但积极治疗（放疗或化疗）后仍可获得一定的疗效。总之，该病需要内分泌科、眼耳鼻喉科、影像科甚至神经内科医生提高诊断意识，多科协作，早发现早治疗。

（张　琳）

99

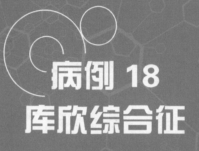

病例 18
库欣综合征

病历摘要

【基本信息】

患者，女，68 岁。主诉：血压升高 10 年，脸变圆 8 年，乏力、双下肢水肿 3 个月。

现病史：自 2007 年体检发现血压升高，血压最高达 160/100 mmHg，口服"北京降压零号"治疗，自诉血压控制在 130 ~ 150/80 ~ 95 mmHg。2009 年无诱因出现脸变圆变红、体重增加、四肢变细，同时发现血糖升高（具体数值不详），无月经不规律，就诊于当地医院，诊断为"2 型糖尿病"，曾口服"二甲双胍"等药物降糖治疗，血糖控制情况不详，未规律监测。后因血糖控制不佳开始应用"三餐前生物合成人胰岛素注射液＋睡前精蛋白生物合成人胰岛素注射液"降糖治疗，空腹血糖控制在 10.0 mmol/L。2015 年出现活动后胸闷、气短，于当地医院诊断为"冠心病"。2016 年发现"右肺结节"，性质不明。2017 年 5

月出现乏力、双下肢水肿，为进一步诊治来我院。患者自发病以来无头痛、视力下降及视野缺损，无自发性溢乳，无阴毛、腋毛脱落。否认应用外源性糖皮质激素等药物。否认长期饮酒、精神性厌食、暴饮暴食等。入院时精神可，饮食、睡眠可，大便干燥，每日 1 次，小便正常，体力明显下降，能从事一般日常活动。

月经史：14 岁月经初潮，月经周期 28 ~ 30 天，经期 7 ~ 8 天，既往经量多，无痛经，否认异常阴道流血史，白带正常。57 岁绝经。

家族史：父母、1 个哥哥、1 个弟弟、1 个妹妹均体健，否认高血压、糖尿病家族史，家族中无传染病、肿瘤及遗传病史。

【体格检查】

血压 148/88 mmHg，脉搏 80 次 / 分，呼吸 20 次 / 分，体温 36.5 ℃。身高 165 cm，体重 85 kg，BMI 31.2 kg/m²，腰围 88 cm。神志清，查体合作。面圆色红，呈满月脸，多血质，毳毛增加，存在唇上小须；全身皮肤菲薄，双上肢及腹部可见瘀斑；双手指甲、双足踇趾甲呈灰白色，双足踇趾甲增厚。锁骨上及后背可见脂肪垫；双肺呼吸音清，心律齐，腹部膨隆，未见紫纹。双下肢重度指凹性水肿。四肢肌力及肌张力正常。

【辅助检查】

血生化检查（表 18-1），甲状腺功能检查（表 18-2），性六项检查（表 18-3），皮质醇、ACTH 节律（表 18-4），地塞米松抑制试验（表 18-5），CT 检查（表 18-6），岩下窦静脉采血检查（表 18-7）。

表 18-1 血生化检查

项目	检查结果
随机静脉血糖	9.67 mmol/L ↑
血生化	总胆固醇 4.71 mmol/L，三酰甘油 1.82 mmol/L ↑，低密度脂蛋白 3.05 mmol/L，电解质正常，GFR 92.63 mL/（min·1.73 m²），尿素 9.38 mmol/L，肌酐 56.6 μmol/L
血气分析	pH 7.445 ↑，pO_2 71.5 mmHg ↓
血常规	白细胞 4.68×10⁹/L、中性粒细胞百分比 83.6% ↑、血红蛋白 131 g/L
肝功能	白蛋白 41.8 g/L，总蛋白 56.7 g/L，谷丙转氨酶 43 U/L

笔记

表 18-2 甲状腺功能检查

T_3 (nmol/L) (1.3 ~ 3.1)	T_4 (nmol/L) (66.0 ~ 181.0)	TSH (μIU/mL) (0.27 ~ 4.2)
0.905	48.11	0.971

表 18-3 性六项检查

E2 (pg/mL) (25.8~60.7)	T (ng/mL) (0.029~0.408)	P (ng/mL) (0.05~0.149)	PRL (μIU/mL) (86.0~324.0)	LH (mIU/mL) (1.7~8.6)	FSH (mIU/mL) (1.5~12.4)
48.29	1.11	1.27	852.2	4.75	32.45

表 18-4 皮质醇、ACTH 节律

项目	8：00	16：00	24：00
F（133 ~ 537）nmol/L	837.5	763.4	867.4
ACTH（7.2 ~ 63.3）pg/mL	102.2	92.24	105.3

表 18-5 地塞米松抑制试验

项目	ACTH（pg/mL）	F（nmol/L）
1 mg-DST	125.2	904.6
HDDST	183.0	1133.0

注：1 mg-DST：午夜 1 mg 地塞米松抑制试验；HDDST：大剂量地塞米松抑制试验。

表 18-6 CT 检查

项目	检查结果
心电图	ST 段压低（Ⅰ、Ⅱ、V 4-6），普遍 T 波低平、倒置
心脏超声	左室较大，左室壁增厚，EF 60%
腹部超声	肝脏多发囊肿，双肾囊肿
妇科超声	未见异常
骨密度	腰椎 T 值 –0.2，髋关节 T 值 –0.8
下肢血管超声	双下肢动脉粥样硬化伴斑块形成，双侧颈动脉硬化伴右侧斑块形成

表 18-7　岩下窦静脉采血检查

ACTH	0 min（pg/mL）	3 min（pg/mL）	5 min（pg/mL）	10 min（pg/mL）
外周	77.5	92.7	114	110
左侧岩下窦	421	637	213	350
右侧岩下窦	＞ 1250	＞ 1250	＞ 1250	＞ 1250

　　垂体平扫 + 动态增强 MRI（图 18-1）：垂体右翼饱满，垂体偏后部低强化灶（动态增强早期显示垂体偏后部不规则强化减低区，大小 3.3 mm×2.0 mm×2.1 mm）。肾上腺 CT 检查（图 18-2）：未见明显异常。

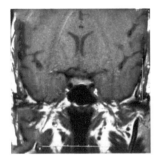
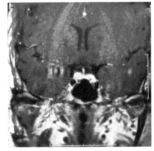
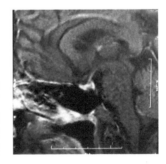

图 18-1　垂体平扫 + 动态增强 MRI

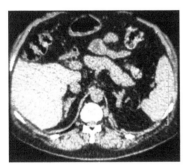
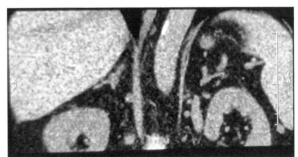

图 18-2　肾上腺 CT 检查

【诊断】

库欣综合征。

【诊疗经过】

患者有典型的库欣综合征的临床表现，包括高血糖、向血脂、向心性肥胖、多血质貌、水肿等。实验室检查提示：皮质醇节律消失，过夜小剂量地塞米松抑制试验不被抑制，库欣综合征诊断明确。患者 ACTH 水平明显升高，考虑 ACTH 依赖性库欣综合征诊断明确。同时患者有病程长、起病缓慢、无明显紫纹、无电解质紊乱等特点，且垂体动态增强 MRI 发现微腺瘤，故考虑垂体 ACTH 瘤可能性大。但该患者大剂量地塞米松未被抑制，且肺部有不明性质结节病史，于我院查垂体增强 MRI 未见明确占位，故需除外异位 ACTH 综合征。进一步于北京某医院行生长抑素受体显像未见异常，行 IPSS 结果支持 ACTH 来源于垂体右侧微腺瘤，故诊断为库欣综合征。

2017 年 10 月 24 日于全身麻醉下行经鼻蝶窦入路垂体腺瘤切除术 + 鞍底重建术，过程顺利，术后血 F 降至 0.73 μg/dL。术后病理示垂体腺瘤，给予静脉滴注氢化可的松治疗，出院时改为口服泼尼松片（8：00，10 mg；16：00，5 mg），查电解质正常。

【随访】

术后 2 周复查皮质醇 17.52 nmol/L、ACTH 4.01 pg/mL，继续口服泼尼松（8：00，10 mg；16：00，5 mg）。术后半年复查皮质醇 33.43 nmol/L，ACTH 12.79 pg/mL，逐渐减量糖皮质激素，过程中曾出现恶心、呕吐，再次将泼尼松加量至减量前剂量。术后 1 年半复查皮质醇 150.6 nmol/L，ACTH 35.93 pg/mL，复查电解质正常，停用泼尼松，停药前口服泼尼松 1.25 mg，1 次 / 日。停药后 3 个月复查皮质醇 156.1 nmol/L、ACTH 31.2 pg/mL、电解质正常；泌乳素 428.4 μIU/mL；甲状腺功能正常。术后患者满月脸、多血质外貌、血糖、血压、抑郁状态等均明显改善。

病例分析

库欣综合征（Cushing's syndrome，CS）是由于皮质醇长期过多分泌引起蛋白质、脂肪、糖类、电解质及骨代谢紊乱，并随之出现一系列症状和体征的一种疾病。其临床表现谱很广，仅少数症状及体征具有鉴别诊断意义，如皮肤紫纹、多血质、近端肌无力、与年龄不相称的骨质疏松等，而其他一些症状或体征（如乏力、抑郁、肥胖、满月脸、水牛背、高血糖、高血压等）在非库欣综合征人群也很常见，其临床表现缺乏特异性。通常临床上对疑诊患者，应首先明确是否为库欣综合征。

《中国指南：库欣综合征专家共识》建议以下人群进行筛查：①年轻患者出现骨质疏松、高血压等与年龄不相称的临床表现；②具有库欣综合征的临床表现，且进行性加重，特别是有典型症状（如肌病、多血质、紫纹、瘀斑和皮肤变薄）的患者；③体重增加而身高百分位下降，生长停滞的肥胖儿童；④肾上腺意外瘤患者。推荐进行以下试验中的一种作为初步实验室筛查：24 hr-UFC（至少 2 次）、午夜唾液皮质醇（2 次）、血清皮质醇昼夜节律检测。当初步检查结果异常时，则应进行过夜或经典小剂量地塞米松抑制试验来进行库欣综合征确诊。目前尚无高度特异性的检查方法，初步检查结果正常基本可排除库欣综合征。对高度怀疑者应同时进行两项试验。该患者有多血质、皮肤变薄等库欣综合征典型体征，同时伴有满月脸、向心性肥胖、骨质疏松、高血压、高血糖等非典型体征，提示患者有皮质醇增多症，进一步行节律检测及午夜 1 mg-DST可确诊库欣综合征。

当库欣综合征定性诊断确立后，则需进行库欣综合征病因检查或定位诊断。根据血 ACTH 水平，将其区分为 ACTH 依赖性库欣综合征和非 ACTH 依赖性库欣综合征。通常认为，若血浆 ACTH < 10 pg/mL（2 pmol/L）则考虑 ACTH 非依赖性库欣综合征；若 ACTH > 20 pg/mL（4.4 pmol/L）则考虑为 ACTH 依赖性库欣综合征。该患者 ACTH 102.2 pg/mL，可确诊为 ACTH 依赖性库欣综合征，进一步行定位试验 HDDST 显示未被抑制。HDDST 能抑制80% ~ 90% 库欣综合征的垂体腺瘤分泌 ACTH，而异位 ACTH 综合征对此负反馈抑制不敏感。但某些分化较好的神经内分泌肿瘤（如支气管类癌、胸腺类癌和胰腺类癌）可能会与库欣综合征类似，对此负反馈抑制较敏感。该患者尚不能除外异位 ACTH 综合征，尤其是同时伴有肺部不明性质结节，故进一步行生长抑素受体显像未见异常，胸部增强 CT 未见异常，垂体动态增强 MRI 发现垂体微腺瘤，IPSS 结果提示 ACTH 来源于中枢，经神经外科会诊考虑具备手术探查指征，且考虑为垂体 ACTH 瘤可能性大。

治疗上，首选手术切除肿瘤。术后患者血 F 下降，且症状缓解，病理支持垂体腺瘤。该患者病情复杂，HDDST 未被抑制，易误诊为异位 ACTH 综合征，且我院检测手段不完善，在确诊病因上有一定的难度，需临床医生全面、细致了解病史及特点，全面分析检查结果。库欣综合征术后缓解率为 65% ~ 90%，术后需糖皮质激素替代治疗，待 HPA 轴恢复后逐渐停用激素，术后需密切随访血 F、ACTH、电解质、血糖、垂体 MRI 等，长期随访评估病情的缓解情况及复发。

郑宪玲病例点评

由各种病因导致的高皮质醇血症，作用于靶器官，引起的以向心性肥胖、高血压、糖代谢异常、低钾血症和骨质疏松症为典型表现的一种综合征。从病因上分类，CS 可以分为 ACTH 依赖性和 ACTH 非依赖性，前者包括垂体分泌 ACTH 的腺瘤和异位分泌 ACTH 的肿瘤，占病因的 70% ~ 80%，而垂体性 CS，是 CS 中最常见的病因，占患者总数的 70%。虽然 CS 罕见，但其病情复杂，如果未得到及时诊治则预后差，严重的低血钾、重症感染及心脑血管并发症可以危及患者生命。目前，中国库欣综合征的诊断和治疗已经获得长足进步，随着经鼻蝶窦入路垂体腺瘤探查手术普及和推广，其疗效已达到或接近国际先进水平，然而，库欣综合征治疗后的缓解率低于其他类型的功能性垂体腺瘤，而且易复发的特点使得该病治疗仍是一个世界性的难题。

在 CS 的病因诊断中，库欣综合征及异位 ACTH 综合征由于临床表现接近，实验室检查指标有较多重叠和交叉，鉴别诊断尤为困难。对于临床、生化、影像学检查结果并不一致或难以与异位 ACTH 综合征相鉴别的患者，除了功能试验外，可进一步行双侧岩下窦静脉采血（inferior petrosal sinus sampling，IPSS）测定 ACTH 水平来区别病灶来源于垂体还是外周。IPSS 是有创性血管内介入检查，成功与否与术者的经验水平有很大关系，应选择经验丰富的医疗机构进

笔记

行。岩下窦与外周血浆 ACTH 比值在基线状态 ≥ 2 和（或）DDAVP 刺激后 ≥ 3 则提示库欣综合征。

治疗上，首选经鼻蝶窦垂体腺瘤摘除术，治疗目的是降低皮质醇水平、缓解临床症状体征、治疗相关系统的并发症、保护垂体功能、提高生活质量。大多数学者支持采用术后血清皮质醇水平来评估手术效果，目前认为，术后 1 周内清晨血 F 水平低于 140 nmol/L（5 μg/dL）者为缓解。关于围手术期糖皮质激素替代，指南指出，术前、术中不需要使用糖皮质激素，术后 3d 内监测清晨血 F，如果血 F < 55 nmol/L（2 μg/dL）时，需立即补充糖皮质激素直到下丘脑 – 垂体 – 肾上腺轴功能恢复为止；如果血 F 在 55 ~ 278 nmol/L（2 ~ 10 μg/dL）时，患者出现血压下降，不明原因发热、低钠血症等肾上腺皮质功能减退表现，尽可能先抽血留取皮质醇、ACTH 血样标本后，补充糖皮质激素，建议给予静脉输注泼尼松龙 100 ~ 200 mg，症状缓解后可开始常规口服糖皮质激素替代治疗；如果血清皮质醇 > 276 nmol/L（10 μg/dL），根据患者是否出现肾上腺皮质功能减退症状来决定是否补充。

库欣综合征治疗后需密切随访，包括近期随访和远期随访。①近期随访：除了术后 1 周内要检测血 ACTH 和血 F 水平以评估手术治疗的效果外，库欣综合征患者的高凝和免疫抑制状态需要术后更密切的观察血栓栓塞和感染相关表现，以期尽早诊断和治疗。②长期随访：术后 1、3、6 个月及 1 年，以及此后每年需要长期随访，密切观察库欣综合征相关临床表现的缓解和复发情况，检测血尿皮质醇，必要时行地塞米松抑制试验评估病情；垂体增强 MRI 监测肿瘤是否复发；监测垂体前叶轴功能，必要时给予替代治疗。监测血压、血糖、低钾血症和骨质疏松症等相关并发症的改善和治疗情况。

参考文献

1. 中国垂体腺瘤协作组 . 中国库欣综合征诊治专家共识（2015）. 中华医学杂志，2016，96（11）：835-840.

2. 中华医学会内分泌学分会 . 库欣综合征专家共识（2011 年）. 中华内分泌代谢杂志，2012，28（2）：96-102.

（张树杰）

病例 19
胰岛 β 细胞复极化钾通道 *KCNH6* 基因突变致高血糖综合征

📋 **病历摘要**

【基本信息】

患者，男，42岁。主诉：口干、多饮、多尿13年，加重1个月。

现病史：患者13年前因口干、多饮、多尿，查体发现血糖升高，无体重下降，消瘦乏力，无视物不清，浮肿，泡沫尿，诊断为"2型糖尿病"。病初一直口服二甲双胍及糖苷酶抑制剂治疗，未严格控制饮食及运动，血糖不达标。4年前开始精蛋白生物合成人胰岛素注射液（预混30R）（2次/日）联合二甲双胍口服降糖，未监测血糖。1个月前，口干、多饮、多尿症状加重，入院时查空腹血糖10.97 mmol/L，餐后血糖17.3 mmol/L，门诊查眼底及 UAER 正常，为进一步诊治于2013年1月8日收入院。自发病以来，神志清，睡眠可，二便如常，体重无明显变化。

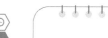

既往史：高脂血症史 13 年，三酰甘油最高 59 mmol/L，曾患 2 次急性胰腺炎，目前口服非诺贝特 100 mg（1 次 / 日）治疗。否认高血压、冠心病、脑血管病史。否认甲状腺相关疾病史。

个人史：无毒无放射线接触史。13 年烟酒史，已戒 7 年。

家族史：有糖尿病家族史，父母、2 个哥哥及 1 个姐姐均在成年后发现血糖异常，另一个姐姐糖耐量减低，母亲已故。父亲口服降糖药治疗，哥哥和姐姐目前胰岛素控制血糖。

【体格检查】

神志清，精神可。血压 130/80 mmHg，甲状腺不大。双肺呼吸音清，未闻及干、湿性啰音，心率 70 次 / 分，律齐，腹软，无压痛。双下肢不肿。双足背动脉搏动正常。身高 170 cm，体重 80 kg，BMI 27.7 kg/m^2，腰围 92 cm，臀围 100 cm，WHR 0.92。

【辅助检查】

空腹血糖 10.97 mmol/L，餐后血糖 17.3 mmol/L；空腹胰岛素 1.7 ng/mL，空腹 C 肽 0.33 pmol/L（0.81 ~ 3.85 pmol/L）↓。生化：肝肾功能正常，TG 11.57 mmol/L ↑；TC 6.89 mmol/L ↑；LDL–C 1.7 mmol/L ↓；HDL–C 0.72 mmol/L ↓。心电图：QT 0.331；QTC 0.371，QT/QTC 稍短。UAER 7.89 μg/min 正常；眼底：大致正常。血常规：WBC 4.40×10^9/L；HGB 129 g/L；PLT 230×10^9/L；尿常规：尿糖(+++)；pH 5.5；比重 1.015；酮体（–）；蛋白（–）；甲状腺功能及抗体正常。

【诊断】

①2 型糖尿病；②高脂血症。

【诊疗经过】

该患者入院后给予胰岛素泵治疗，血糖控制达标。明确病因后停用所有胰岛素，给予 *KCNH6* 阻断剂：克拉霉素和西沙比利试验性治疗，初期结合二甲双胍血糖控制较前有所下降，但未达标，考虑患者病史较长，胰岛功能缺陷，最终给予胰岛素四次强化联合二甲双胍治疗，血糖达标。

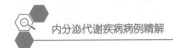

病例分析

1. 2 型糖尿病

患者起病年龄 29 岁，临床有多饮、多尿症状，体型较胖，病初口服降糖药治疗有效，无酮症发作，入院后查 C 肽释放实验提示胰岛功能缺陷但尚有一定分泌能力。从临床表现来看符合 2 型糖尿病，但是患者起病年龄偏早，且家族遗传特征明显，患者心电图 QT 间期稍短，家族成员中有新生儿低血糖发生，应该进一步完善家系调查除外特殊类型糖尿病，如青少年的成人发病型糖尿病（maturity onset diabetes of the young，MODY）等。

2. MODY 型糖尿病

其特征性表现包括：发病年龄早，无酮症倾向，常染色体显性遗传（有连续三代或三代以上糖尿病家族史），存在 β 细胞功能缺陷，但有一定的胰岛素分泌能力，无自身免疫或胰岛素抵抗的相关证据，是非胰岛素依赖的早发型糖尿病。由于其临床表现与 T1DM 和 T2DM 存在较大重叠，绝大多数 MODY 被误诊。迄今为止，已经发现 14 种 MODY 亚型，不同的遗传学亚型，患者起病年龄不同、临床高血糖的类型不同、对药物的治疗反应也不同。目前报道的 3 个最常见的 MODY 致病基因为 *GCK*、*HNF1α* 和 *HNF4α*。

3. 葡萄糖激酶（*GCK*）基因突变（MODY2）

GCK–MODY 通常无临床症状，通常以偶发空腹高血糖（≥ 5.5 mmol/L 见于 98% 的患者）为表现，很少与糖尿病相关的微血管或大血管并发症相关，患者多不需要治疗，除非患者处于妊娠期。

4. *HNF4α*–MODY（MODY 1）和 *HNF1α*–MODY（MODY 3）

MODY 1 和 MODY 3 具有相似的临床表现。通常在青春期和青年期发病。患者对磺脲类药物特别敏感，这也是最有效的治疗方法。MODY3 型是有症状的、家族性糖尿病中最常见的临床亚型，在发展为糖尿病之前，即可由于肾糖重吸收减少而出现尿糖阳性。MODY1 型患者常伴有脂代谢紊乱，三酰甘油水平明显低于普通 T2DM 患者。与 MODY 3 型不同的是，约 50% 的 MODY 1 型

笔记

患者出生时为巨大儿，15% 会出现新生儿高胰岛素性低血糖症。

该家系虽然也有新生儿高胰岛素性低血糖症，但先证者存在明显高三酰甘油血症，与 MODY1 典型表现不同。为进一步明确病因，进一步行家系调查。

家系调查（图 19-1）发现这是一个大型四代血糖异常的遗传家系，家系中60 人中，25 人血糖异常，还同时出现成年高血糖与新生儿低血糖。

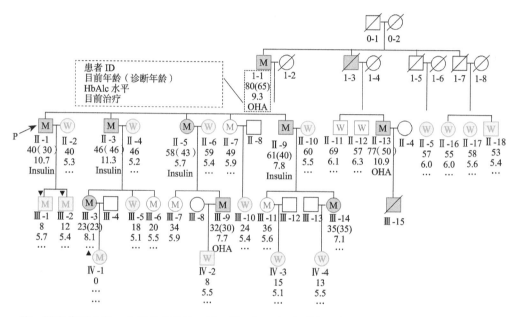

注：圆圈代表女性，方框代表男性；绿、粉、红三色分别代表糖耐量正常、糖耐量受损和糖尿病；圈或框下为患者编码、当前年龄（确诊时年龄）、糖化血红蛋白水平和当前治疗方式；▼：高胰岛素血症的 *KCNH6* 基因突变儿童；▲：一个存在严重低血糖的 *KCNH6* 基因突变新生儿。

图 19-1　一个多代单基因糖尿病的家系有 *KCNH6* 突变

对该家系成员中的年轻糖尿病患者进行了全基因组外显子测序，通过大量筛选工作与验证后，发现该家系 *KCNH6* 钾通道基因 p.P235L 杂合突变与糖尿病共分离（即相互关联），而 p.P235L 突变的新生儿却出现致命性低血糖。这种发现提示复极化 KCNH6 钾通道也参与了胰岛素分泌。

为此，进一步在动物实验中开展了进一步研究，*KCNH6* 基因敲除（KO）或 *KCNH6* 基因 p.P235 突变人源化敲入（KI）小鼠的糖尿病表型特征与该家系糖尿病患者一致：从伴有高胰岛素血症的新生儿低血糖，成年后发展为伴有低胰岛素血症的高血糖和糖尿病。在进一步实验研究发现，来自新生 KO 小鼠的胰岛细胞内钙浓度增加，伴有胰岛素分泌增加；成年 KO 小鼠的胰岛不仅细胞内钙浓度升高，而且具有明显的胰岛 β 细胞内质网应激、细胞凋亡、β 细胞质量的丢失和胰岛素分泌减少。通过膜片钳研究发现，这与 *KCNH6* 基因 p.P235 突变导致复极化 KCNH6 钾离子通道的电生理功能消失有关。因此，研究团队认为，KCNH6 钾通道的功能障碍导致 β 细胞内钙水平增高，短期内过度刺激胰岛素分泌，引起高胰岛素血症和新生儿低血糖。但是长期 β 细胞内钙水平增高和胰岛素过度分泌，引起 β 细胞衰竭和凋亡，从而最终导致低胰岛素分泌减少，引起高血糖和糖尿病。

该患者糖尿病起病年龄小于 30 岁，进一步追问家族史：2012 年 6 月，其侄女自然分娩产下一健康女婴，新生儿出生测血糖，FBG 1.3 mmol/L，服糖后 2.2 mmol/L，存在新生儿低血糖。有典型三代以上糖尿病家族史，血糖不佳 10 余年无明显糖尿病并发症，病初口服降糖药有效，无反复酮症倾向，后期出现胰岛素分泌不足，需要注射胰岛素补充治疗。家系调查及基因检测发现凡是携带 *KCNH6* 基因 p.P235 杂合突变的家系成员均有血糖调节异常，呈现幼年高胰岛素性低血糖症，成年低胰岛素高血糖的特点。但目前 MODY14 个亚型中尚无 *KCNH6* 基因突变的报道，因此我们又构建了 *KCNH6* 基因敲除小鼠（KO）及 *KCNH6* 基因 p.P235 突变人源化敲入（KI）小鼠模型，验证其糖尿病表型特征与该家系糖尿病患者一致，并进一步实验明确该基因突变会导致 KCNH6 钾离子通道的电生理功能消失，短期内胰岛素分泌增多，长期胰岛细胞凋亡，胰岛素分泌受损。至此，先证者及其家系血糖异常的原因明确为 *KCNH6* 基因 p.P235 突变所致。

杨金奎病例点评

对于一个青年起病，有典型三代遗传，且呈显性遗传特点的糖尿病患者，要考虑到特殊类型糖尿病，如 MODY 的可能性，结合特殊临床表现（如三酰甘油、多囊肾等）协助诊断。疑诊单基因糖尿病者应进行家系调查及基因检测。

通过该病例研究发现了胰岛素分泌 *KCNH6* 基因突变，可导致新生儿低血

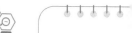

糖到成年高血糖,这是一种离子通道病导致的"高血糖综合征",与我们传统意义上认为的 2 型糖尿病并不相同。正如 20 世纪 60 年代 KATP 钾通道"开关"用于胰岛素促分泌剂类口服降糖药的开发一样,未来胰岛素分泌的另一个"开关"KCNH6 钾通道也将用于糖尿病的新药研发。有望将来开发出新药为糖尿病的治疗提供更有效的途径。

（张　琳）

病例 20
甲状腺功能减退症

病历摘要

【基本信息】

患者，女，32岁。主诉：发现甲状腺功能异常 8 周。

现病史：患者 8 周前因"停经 4 周"于某三甲医院产科就诊，查血 HCG 升高（具体不详），甲状腺功能提示 TSH 36.58 mIU/L ↑（0.49 ~ 4.91 mIU/L），FT_3、FT_4、TPO-Ab、TGAb 均在正常范围内，未查 TT_3、TT_4。患者平素无乏力，无脱发，无怕冷，无易汗，无头痛，无呕吐，无心悸，无腹痛、腹泻。诊断为："妊娠状态，亚临床甲状腺功能减退症"，给予优甲乐 50 μg/d，口服；一周后改为优甲乐 100 μg/d，口服。6 周前于某妇产专科医院复查甲状腺功能 FT_4 1.13 ng/dL ↑（0.61 ~ 1.12 ng/dL），TSH 20.12 μIU/mL ↑（0.34 ~ 5.6 μIU/mL），未查 FT_3、TT_3、TT_4，给予优甲乐 150 μg/d，口服。4 周前于妇产专院医院复查甲状腺功能 FT_4 1.25 ng/dL ↑，TSH 29.32 μIU/mL ↑，嘱继续服用优甲乐

150 μg/d，口服。1 天前于妇产专科医院复查甲状腺功能 FT₄ 1.63 ng/dL ↑，TSH 29.91 μIU/mL ↑。现已妊娠 12 周，各妊娠指标无明显异常。为求进一步诊治，于我科门诊就诊。病程中患者甲状腺功能变化详见表 20-1。

表 20-1　甲状腺功能检查

时间	FT₄	FT₃	TSH	TPO-Ab	TGAb	服药情况
2018 年 12 月 28 日	11.43 pmol/L	5.53 pmol/L	36.58 mIU/L ↑	1.2 IU/mL	0.0 IU/mL	
正常值（三甲医院）	7.64 ~ 16.03 pmol/L	3.28 ~ 6.47 pmol/L	0.49 ~ 4.91 mIU/L	0.0 ~ 9.0 IU/mL	0.0 ~ 4.9 IU/mL	
2019 年 1 月 11 日	1.13 ng/dL ↑		20.12 μIU/mL ↑	0.6 IU/mL		优甲乐 100 μg qd
2019 年 1 月 26 日	1.25 ng/dL ↑		29.32 μIU/mL ↑			
2019 年 2 月 19 日	1.63 ng/dL ↑		29.91 μIU/mL ↑			优甲乐 150 μg qd
正常值（妇产医院）	0.61 ~ 1.12 ng/dL		0.34 ~ 5.6 μIU/mL	0.0 ~ 9.0 IU/mL		

既往史：既往体健。无异常服药史，无放射线接触史，无饲养宠物史。家族无发育迟缓、身材矮小、智力发育延迟等遗传病史，孕 1 次，产 0 次。

【体格检查】

体型正常，智力正常。皮肤无潮湿，无眼突，无甲亢眼征，视野正常。听力正常。甲状腺无肿大，质软，无触痛。心率 90 次 / 分，律齐。脊柱及四肢关节发育正常，无畸形。双手平举无明显震颤，双下肢无水肿。于我院复查甲状腺功能（表 20-2）。

表 20-2　甲状腺功能检查

时间	TT₄（nmol/L）	TT₃（nmol/L）	FT₄（pmol/L）	FT₃（pmol/L）	TSH（mIU/L）	服药情况
2019 年 2 月 20 日	226.77 ↑	3.77 ↑	17.87 ↑	8.42 ↑	35.22 ↑	优甲乐 150 μg qd
正常值	69.97 ~ 152.5	1.01 ~ 2.48	7.64 ~ 16.03	3.28 ~ 6.47	0.49 ~ 4.91	

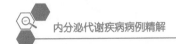
TPO-Ab、TGAb、TRAb 均正常。甲状腺超声：甲状腺左叶大小 1.4 cm×1.4 cm×4.6 cm，右叶大小 1.3 cm×1.2 cm×4.8 cm，峡部 0.2 cm。腺体回声均匀，甲状腺周围、双侧颈部大血管旁未见肿大淋巴结。

【诊断】

①TSH 分泌不适当综合征：垂体促甲状腺激素腺瘤（TSH 瘤）；②甲状腺激素抵抗综合征？③妊娠状态。

病例分析

该女性患者，因早孕就诊发现 TSH 异常升高，平素无明显异常症状。优甲乐治疗 7 周后已加量至：优甲乐 150 μg/d，口服。期间多次复查甲状腺功能均提示 TSH 升高，伴 FT_4 升高。查体无明显异常。患者既往体健，无家族遗传病史。现已妊娠 12 周，各妊娠指标无明显异常。该患者 TSH 异常升高原因需要考虑。

1. 原发性甲状腺功能减退症

患者初诊时 TSH 升高，FT_3、FT_4 正常，符合亚临床甲状腺功能减退症的生化特点，但服用优甲乐后 TSH 未被抑制，我院复查甲状腺功能 FT_3、FT_4、TSH 均升高，综上可排除原发性甲状腺功能减退症。

2. TSH 瘤

根据 FT_3、FT_4 水平增高、TSH 水平不被抑制，甲状腺毒症、甲状腺肿等临床特征及垂体肿瘤的影像学表现可以诊断。TSH 瘤多为混合瘤，常伴有其他垂体前叶激素分泌增多表现，垂体腺瘤及其周围组织受压表现。该患者初诊时 TSH 升高，FT_3、FT_4 正常，没有甲状腺毒症、甲状腺肿和其他垂体前叶激素分泌增多表现，可排除垂体 TSH 瘤的诊断。

3. 甲状腺激素抵抗综合征

系常染色体显性遗传疾病，由于甲状腺激素受体 β 亚单位基因突变，导致 T_3 与受体结合障碍，全身各甲状腺激素靶组织对甲状腺激素敏感性降低为特征。以家族性发病多见，大多在儿童、青少年发病。临床表现为甲状腺肿大，T_3、T_4 明显升高，TSH 升高或正常，可出现甲状腺功能亢进症或甲状腺功能减退症症状，也可无任何症状，可伴有儿童智力减退、生长发育迟缓。基因诊断是该病的金标准。该患者是否支持诊断甲状腺激素抵抗综合征见表 20-3，综上，该患者临床表现不支持诊断甲状腺激素抵抗综合征。

表 20-3   甲状腺激素抵抗综合征对比

支持点	不支持点
FT_3、FT_4 升高，TSH 不被抑制	成年发病，无家族史
无甲亢或甲减临床症状	智力、骨骼发育正常，无聋哑
	无甲状腺肿大
	初诊时 TSH 升高，FT_3、FT_4 均正常

4. 异嗜性抗体干扰检验结果

异嗜性抗体通常是由于人类直接接触动物、污染的食品、未经高温消毒的鲜奶、接种动物来源的疫苗后产生的多重特异性免疫球蛋白，其能与多个物种的免疫球蛋白发生交叉反应。受检患者体内的异嗜性抗体与 TSH 检测试剂发生交叉反应，出现假阳性的检测结果。由于不同的甲状腺功能检测试剂的抗体来源不一样，与异嗜性抗体结合的位点也不一样，所以更换检测试剂或方法可避免异嗜性抗体的干扰。

尽管该患者先后于三家不同医院多次检测甲状腺功能，均提示 TSH 异常升高，但这三家医院甲状腺功能检测方法均采用 BeckMan 双位点夹心法免疫发光分析法，故不除外异嗜性抗体干扰的可能，建议患者更换一种检测试剂复查甲状腺功能。

患者于北京市某三甲医院复查甲状腺功能，该医院用西门子公司检测仪器及试剂检测甲状腺功能，结果如表 20-4。

表 20-4　甲状腺功能检测

时间	TT$_4$（μg/dL）	TT$_3$（μg/mL）	FT$_4$（ng/dL）	FT$_3$（pg/mL）	TSH（μIU/mL）
2019 年 2 月 22 日	24.71 ↑	2.50 ↑	1.80 ↑	4.16 ↑	＜ 0.008 ↓
正常值	4.30 ~ 12.50	0.66 ~ 1.92	0.81 ~ 1.89	1.80 ~ 4.10	0.38 ~ 4.34

检测结果符合服用大剂量优甲乐后甲状腺激素的改变，由此可排除 TSH 异常升高且不受抑制的疾病状态，考虑该患者 TSH 异常升高系异嗜性抗体干扰检验结果所致。

最后诊断为 TSH 假性升高，妊娠状态。建议患者逐渐减量优甲乐，于 2 周后停服优甲乐。停服优甲乐 3 个月后各妊娠指标均无明显异常，复查甲状腺功能，结果如表 20-5。

表 20-5　甲状腺功能复查结果

时间	TT$_4$（μg/dL）	TT$_3$（μg/dL）	FT$_4$（ng/dL）	FT$_3$（pg/mL）	TSH（μIU/mL）
2019 年 5 月 15 日	10.6	2.01 ↑	0.95	2.77	2.137
正常值	4.30 ~ 12.50	0.66 ~ 1.92	0.81 ~ 1.89	1.80 ~ 4.10	0.38 ~ 4.34

徐春病例点评

实验室检查是内分泌疾病诊断的重要依据，但前提条件是检测结果要准确。由于抗原抗体的检测方法不可避免交叉反应的发生，本例 TSH 异常升高就是由于异嗜性抗体交叉反应所致的假阳性检测结果。所以在临床工作中，当实验室检查结果与临床表现不符合时，要排除检验本身的问题。本病例也提醒临床医生应重视临床基本功的培养，要仔细收集患者的病史、临床表现、体格检查等，不能以检查结果代替临床的问诊和查体。

（王　意）